LES ACTUALITÉS MÉDICALES

Petite Chirurgie Urinaire

LES ACTUALITÉS MÉDICALES

Collection de volumes in-16, de 96 pages, cartonnés, Chaque volume : 1 fr. 50

APERT. *Les Enfants retardataires.*
— *La Goutte et son traitement.*
AUVRAY. *Diagnostic de l'Appendicite.*
BARBIER et **ULMANN.** *La Diphtérie.*
BÉCLÈRE. *Les Rayons de Röntgen et le Diagnostic des Maladies*, 3 vol.
BERNARD (Léon). *Le Pneumothorax artificiel.*
BORDIER. *Les Rayons N et les Rayons N*[1].
BOUFFE DE SAINT-BLAISE. *Les Auto-intoxications de la grossesse.*
BRAQUEHAYE. *La Gastrostomie.*
BROUARDEL. *Les Accidents du travail*, 2e édit.
CARNOT. *Les Régénérations d'organes.*
CATHELIN. *Le Cloisonnement vésical.*
CERNÉ et **DELAFORGE.** *La Radioscopie clinique de l'estomac.*
CHANTEMESSE et **BOREL.** *Mouches et Choléra.*
— *Moustiques et Fièvre jaune.*
CHAVANNE. *Le Traitement de la Surdité.*
CLAUDE. *Cancer et Tuberculose.*
COLLET. *L'Odorat et ses Troubles.*
COURMONT et **DOYON.** *Le Tétanos.*
CRÉMIEU. *Radiothérapie dans les maladies du sang.*
DAUSSET. *La Chaleur et le Froid en thérapeutique.*
DELHERM et **LAQUERRIÈRE.** *L'Ionothérapie.*
DENY et **CAMUS.** *Les Folies intermittentes.*
DENY et **ROY.** *La Démence précoce.*
DOR. *La Fatigue oculaire.*
EMERY. *Traitement de la syphilis*, 2e édit.
ENRIQUEZ et **SICARD.** *Les Oxydations de l'Organisme.*
FRAIKIN. *Déséquilibre du ventre et névropathies consécutives.*
FROUSSARD. *Le Traitement de la Constipation*, 2e édit.
GAREL. *Le Rhume des Foins.*
GASTOU. *L'Ultramicroscope*, 2e édit.
— *Les Maladies du Cuir chevelu*, 2e édit.
— *Hygiène du Visage*, 2e édit.
GASTOU et **GIRAULD.** *Diagnostic de la Syphilis.*
GAULTIER. *Exploration du Tube digestif.*
— *Calculs biliaires et Pancréatites.*
— *Les Dilatations de l'Estomac.*
— *Les Opsonines*, 2e édit.
GILBERT et **LION.** *La Syphilis de la Moelle.*
GILLES DE LA TOURETTE. *Les Myélites syphilitiques.*
GLEY. *Les sécrétions internes.*
GOUGET. *L'Artériosclérose et son traitement*, 2e édit.
GRASSET. *Diagnostic des Maladies de la Moelle*, 4e édit.
GRASSET. *Diagnostic des Maladies de l'Encéphale*, 3e édit.
GUISEZ. *Trachéobronchoscopie et Œsophagoscopie.*
JAUBERT. *La Pratique Héliothérapique.*
HORAND. *Syphilis et Cancer.*
JOSUÉ. *La Sémiologie cardiaque actuelle.*
KEIM. *Les Médications nouvelles en obstétrique.*
LABBÉ (H.). *Médications reconstituantes.*
— *La Diathèse urique.*
LABBÉ (M.). *Le Cytodiagnostic*, 2e édit.
— *Le Sang*, 2e édit.
LANNOIS et **POROT.** *Les Thérapeutiques récentes dans les maladies nerveuses.*
LAROCHE, RICHET FILS, SAINT-GIRONS. *L'Anaphylaxie alimentaire.....*
LEGUEU. *Le Rein mobile.*
LE NOIR. *L'Obésité et son traitement.*
LÉPINE. *Le Diabète*, 2 vol., 2e édit.
LÉVY et **BAUDOUIN.** *Les Névralgies.*
LIPPMANN. *Le Pneumocoque.*
MARFAN. *Le Rachitisme.*
MAUBAN. *L'Arthritisme.*
— *L'Acétonurie et son traitement.*
MÉRY. *La Vaccination antityphoïdique.*
MILIAN. *Traitement de la Syphilis par le 606*, 2e édit.
MINET et **LECLERCQ.** *L'Anaphylaxie.*
MOSNY. *La Protection de la santé publique.*
MOUCHET. *Chirurgie intestinale d'urgence.*
NATTAN-LARRIER. *Les Médications préventives.*
NICOLAS et **JAMBON.** *Hygiène de la peau et du cuir chevelu.*
OPPENHEIM et **LŒPER.** *La Médication surrénale.*
PAUCHET. *Chirurgie des Voies biliaires.*
PÉHU. *L'Alimentation des enfants malades.*
POUSSON. *Traitement chirurgical des Néphrites médicales.*
RAIMONDI. *Puériculture et Pouponnières.*
— *L'Allaitement.*
RÉGIS et **VERGER.** *La Paralysie générale traumatique et les Accidents du travail.*
RÉGNIER. *La Mécanothérapie.*
— *Radiothérapie et Photothérapie.*
RICHE. *Les États neurasthéniques.*
ROUX (J.). *Les Névroses traumatiques.*
SACQUÉPÉE. *Les Empoisonnements alimentaires.*
SAINTON et **DELHERM.** *Les Traitements du Goitre exophtalmique.*
SÉZARY. *Tuberculinothérapie et Sérothérapie antituberculeuse.*
SPRINGER. *Traitement des troubles des arrêts de croissance.*
TEISSIER. *Les Albuminuries curables.*
TRIBOULET et **COYON.** *Le Rhumatisme articulaire aigu en bactériologie.*
UTEAU. *La petite chirurgie urinaire.*
VAQUEZ et **AUBERTIN.** *Traitement des anémies.*
VASCHIDE et **PIERON.** *Psychologie du rêve.*
VILLEMIN. *Le Canal vagino-péritonéal.*
WICKHAM et **DEGRAIS.** *Le Radium dans le traitement du Cancer.*
WIDAL et **JAVAL.** *La Cure de Déchloruration*, 2e édit.
ZIMMERN. *La Fulguration.*
ZIMMERN et **TURCHINI.** *Courants de haute fréquence et d'Arsonvalisation.*

LES ACTUALITÉS MÉDICALES

Petite Chirurgie Urinaire

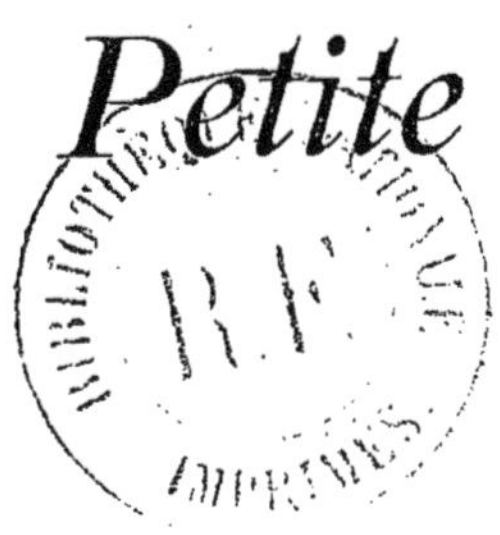

PAR

R. UTEAU

EX-CHEF DE CLINIQUE CHIRURGICALE
A LA FACULTÉ DE MÉDECINE DE TOULOUSE.

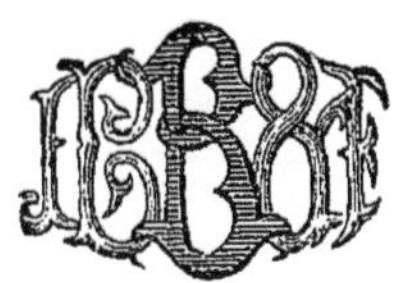

PARIS
LIBRAIRIE J.-B. BAILLIÈRE ET FILS
19, rue Hautefeuille, 19

1916

PETITE CHIRURGIE URINAIRE

I. — THÉRAPEUTIQUE DE LA BLENNORRAGIE AIGUË

Axiome. — Actuellement, la blennorragie aiguë doit se traiter par les grands lavages urétro-vésicaux à l'aide du bock.

Ce qu'il faut faire. — *Premier cas.* — Voici un malade qui a eu un coït suspect il y a quatre à cinq jours. Depuis quelques heures seulement il a remarqué un suintement, une humidité au méat. Il ne souffre pas encore ; à peine peut-être éprouve-t-il la sensation « de la mouche qui se pose ».

Vous regardez : pas encore de réaction inflammatoire, la goutte n'est pas purulente ou presque pas, les urines émises sont à peine louches.

C'est ainsi que les malades devraient toujours se présenter à vous, car, à ce moment, vous avez des chances de les guérir rapidement et radicalement. J'ajoute : ces cas-là, vous ne les voyez presque jamais.

Quand vous les rencontrerez, ne négligez donc rien pour réussir. Instituez d'emblée le traitement. La blennorragie aiguë à la première heure, c'est de l'urgence.

Ne quittez donc pas votre malade sans lui administrer un grand lavage ; vous pouvez vous contenter de laver l'urètre antérieur, mais, s'il n'y a pas d'empêchement, faites donc le lavage complet urétro-vésical : il est toujours inoffensif, quand il est bien fait, et c'est toujours plus sûr. Faites-en deux au moins en vingt-quatre heures, et un au moins sur deux urétro-vésical.

De deux choses l'une :

Vous amenez rapidement votre malade vers la guérison en quatre, six, huit jours, et vous avez fait ainsi de la médication abortive.

Ne vous réjouissez pas trop tôt : n'arrêtez pas trop tôt le traitement. La modestie, c'est de la prudence! Allez progressivement.

Le malade dit ne pas remarquer d'écoulement, son méat est à peine collé le matin ou même pas, les urines ne louchissent pas, localement il n'y a pas de réaction inflammatoire. Ne faites plus qu'un lavage par jour. Le succès s'affirme : faites-en un à jour passé, puis sautez deux jours et trois, et alors, après une huitaine d'observation, vous pourrez enfin devenir optimiste, il n'y aura vraisemblablement pas de rechute humiliante pour vous, affligeante pour le malade. C'est la guérison, la vraie, et, si le malade était conscient de l'importance du service rendu, il vous devrait une grande reconnaissance.

Mais le cas est moins favorable pour diverses raisons : le malade s'est fatigué en chemin de fer, en auto, par des écarts de régime, ou la blennorragie était moins récente que vous ne pensiez, ou il avait eu plusieurs rapports antérieurs avec la femme suspecte, — autant de facteurs aggravant le pronostic.

Peut-être c'est vous qui avez mal gradué la fréquence et la dose de vos lavages, qu'il faut un peu savoir augmenter ou diminuer d'après les phénomènes réactionnels, ou votre sujet est trop indocile, trop nerveux, il existe des difficultés diverses à l'application des traitements; quoi qu'il en soit, il est arrivé à la période aiguë, à la période d'état de la blennorragie, et cela nous amène au deuxième cas que nous voulions envisager.

Deuxième cas. — C'est le plus souvent alors que se présentent à vous les blennorragiques.

L'écoulement est jaune ou verdâtre, les phénomènes inflammatoires sont plus ou moins intenses, avec souvent retentissement ganglionnaire, douleurs plus ou moins vives, urines émises nettement louches, tout cela très variable d'ailleurs comme degré, car nous sommes en clinique, mais le fait caractéristique est celui-ci : il y a une suppuration urétrale, tachant les linges ou le coton et datant de plusieurs jours.

Estimons-nous heureux s'il n'y a pas de complications déjà d'orchite ou de prostatite aiguë, par exemple si le malade, à la suite des interviews pharmaceutiques et amicales qui se pratiquent tant dans ces cas-là, ne vous arrive que flanqué du classique suspensoir et averti qu'il peut devenir aveugle s'il touche ses yeux après ses organes génitaux...

Plus souvent, hélas ! son urètre aura connu des topiques divers à action plus ou moins néfaste, et surtout dangereusement administrés.

Ici, le traitement est moins urgent, évidemment, que tout à l'heure, mais il y a tout à gagner à ne pas perdre de temps cependant.

D'emblée encore, vous préparez votre bock et vous administrez un grand lavage. Vous allez les continuer ainsi de façon quotidienne et, si le malade n'est pas guéri au bout d'une vingtaine de jours, ne tardez pas davantage, vous devrez vous comporter comme pour l'urétrite chronique. Nous vous dirons à ce chapitre sur quoi l'on peut se baser pour dire qu'une urétrite est guérie. Mais, en tout cas, suspendez vos lavages de façon progressive encore : lavage quotidien, à jour passé, deux fois par semaine.

Ce qu'il faut pour faire un grand lavage. — ***Arsenal instrumental.*** — Il y a des installations de luxe, il y a des installations de fortune. Dans les premières, les bocks sont en verre, donc transparents, et c'est fort commode, mais fragiles et ne supportant que l'ébullition pour la désinfection, ce qui est nécessaire s'ils ne servent pas de façon courante, et voilà deux défauts ! Ils s'élèvent et s'abaissent, s'arrêtent net dans leur course, d'où donnent instantanément des pressions variables, et c'est fort commode : c'est même indispensable pour un spécialiste qui vit quotidiennement le bock en main, mais ce sont des instruments assez chers, de rigueur chez l'urinaire de métier, pas du tout indispensables au praticien qui doit tout soigner.

Un bock en tôle émaillée de 2 litres, qu'on flambe

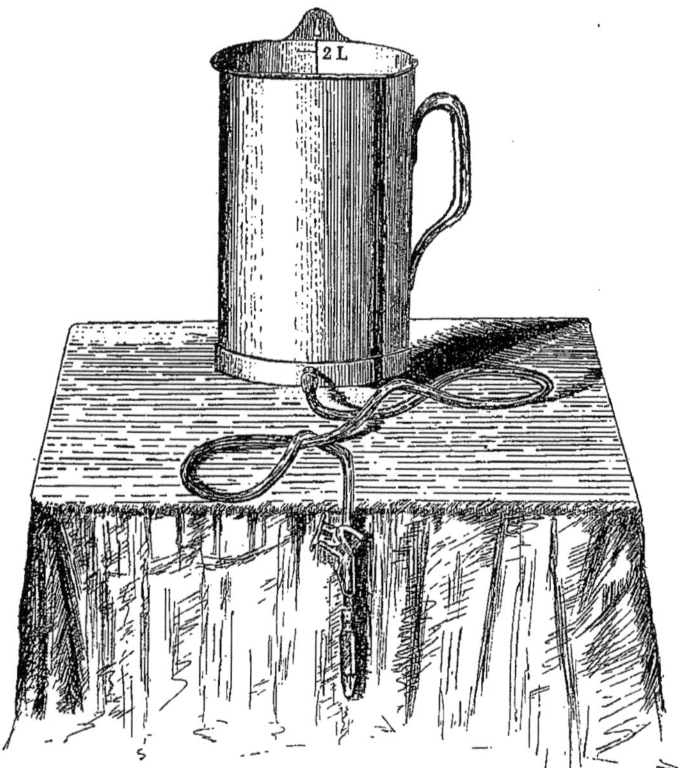

Fig. 1. — Ce qu'il faut pour faire un grand lavage.

en une seconde, un tuyau de caoutchouc rouge, long de 2 mètres, de bonne qualité pour qu'il ne s'aplatisse pas, ne se coupe pas, supporte l'ébullition pour le désinfecter, ce qui est indispensable s'il n'a pas servi récemment. Une canule en verre du Dr Janet, que vous ferez bouillir à chaque usage (mieux, deux canules, car elles se cassent), une pince-pression ou une pince à forcipressure pour ouvrir ou fermer le tube, et encore on peut s'en passer! Voilà l'arsenal suffisant et peu coûteux pour mener à bien un grand lavage.

Ajoutez-y, pour être complet : une table pour allonger le malade, mais tout médecin en a une, ou une chaise longue, ou un lit, et chaque malade en a encore, puis un bassin quelconque, ou cuvette ou bidet, pour placer entre les cuisses du malade pour recevoir l'eau de lavage (attention à ne pas la renverser, c'est facile et sale, et à bien la placer pour qu'elle reçoive bien les liquides).

Enfin vous planterez deux clous dans le mur à des hauteurs différentes ; le plus haut ne dépassera pas 1m,50 au-dessus du plan du siège du malade ; avec un peu d'ingéniosité, une ficelle et une poulie, vous pouvez même facilement imaginer un bock que l'on monte et descend à volonté.

D'ailleurs, un peu d'habitude vous permettra, en donnant le grand lavage, de graduer la pression en pressant un peu le tube entre les doigts de la main qui tiendra la canule pour la diminuer, et de vous servir ainsi d'un bock fixé au mur à hauteur maxima et invariable sans pince-tube.

La solution à employer. — On en a préconisé d'innombrables. Prenez donc des paquets de permanganate que l'on trouve partout, à raison de 0gr,20 centigrammes pour 1 litre d'eau bouillie ; vous ne pouvez faire à moins un grand lavage (et vous avez avantage à disposer même de 1 litre et demi à 2 litres). Faites bien dissoudre le permanganate (des particules mal dissoutes dans l'urètre peuvent être douloureuses). Voilà un bon type de solution *moyenne* à employer : vous pourrez augmenter ou diminuer le titre d'après les réactions inflammatoires et les phénomènes douloureux observés ; c'est là affaire de tact et de mesure.

Employez la solution chaude, c'est peut-être plus actif,

c'est souvent plus commode pour faire pénétrer le lavage. Elle est à une bonne température quand les mains peuvent facilement tenir le bock, quand à peine on la voit fumer. Nous sommes aux environs de 40°. Elle se refroidit le long du tube, d'ailleurs.

Citons le protargol; formulez-en, par exemple, 7 à 10 grammes pour 120 grammes d'eau bouillie : vous aurez une solution mère dont une cuillerée à soupe par litre fera un lavage propre, excellent antigonococcique, souvent bien toléré par les malades.

Vous nommerons-nous l'argyrol, bon sel mais bien cher ; le syrgol, parmi les nouveau-nés?

Le collargol (1) est à employer chez les malades à réactions vives, les nerveux qui ne peuvent rien supporter. A faire préparer en paquets de 1 gramme pour 1 litre: les particules restent en suspension sans solution vraie.

Tous ces derniers sels donnent des solutions bien noires, mais dont les taches révélatrices passent cependant au lavage.

L'oxycyanure de mercure est très propre, très discret; à faire préparer en paquet ; y ajouter un colorant : carmin d'indigo ou fluorescéine, mais c'est un composé très instable, irrégulièrement toléré par les malades. Aussi, employez-le à dose faible, au 1/4000, par exemple, surtout la première fois, pour tâter la susceptibilité du sujet, et que ce soit là d'ailleurs une règle générale pour toutes les solutions employées.

Nous avons rendu l'emploi de ces sels beaucoup moins douloureux et au moins aussi actifs en préparant des solutions isotoniques par un procéde très simple à la portée de tous. Faites des paquets de 10 grammes de sel de cuisine (une cuiller à soupe à peu près) et ajoutez-en un par litre de vos solutions (sauf pour l'oxycyanure, où cette méthode ne doit pas s'employer). Vos solutions seront ainsi

(1) Uteau, Traitement des blennorragies par les grands lavages au collargol (*Revue pratique des maladies des organes génitaux*, n° 1, mars 1909).

pratiquement isotoniques et les malades vous en sauront gré (1).

Le plus souvent ainsi vous pourrez employer la vieille, simple, peu coûteuse et efficace méthode du permanganate, et ce sera pour le mieux. Il restera à enlever le seul défaut de ce sel : ses taches. Elles sont peu prononcées avec les solutions faibles que nous vous conseillons ; elles s'enlèvent merveilleusement avec la solution saturée d'hyposulfite de soude dont il suffit d'avoir une centaine de grammes à sa disposition, d'autant plus qu'étendue d'eau, elle reste encore active. Ne pas en mettre sur les étoffes colorées, car elle décolore tout.

Tout est prêt pour le grand lavage : malade étendu, bassin entre les cuisses ; imperméable dessous au besoin ; serviettes le couvrant plus ou moins, si, trop inexpert, vous craignez d'éclabousser. Ses pantalons sont complètement rabaissés sur les chevilles ou enlevés. Bien entendu, il vient d'uriner, et dans un verre de préférence : c'est la tasse de l'urinaire que vous regardez, et il faut faire toujours ainsi en urologie, avant tout examen ou traitement : cela lave l'urètre, cela donne des indications souvent précieuses, cela fait plaisir au malade.

Vous allez faire le grand lavage.

Comment il faut le faire. — Le bock étant à 90 centimètres environ du siège du malade, le tuyau de caoutchouc passant derrière votre dos, prenez la canule de la main droite.

De la main gauche vous saisissez la verge, non pas sur le prépuce, mais dans le sillon du gland où vous pouvez avoir une prise solide. Ne serrez pas d'ailleurs sur l'urètre (en bas), le lavage ne passerait pas, mais sur les corps caverneux (en haut). Chez ces malades en période aiguë, soyez attentifs dans vos mouvements ; ils vous en sauront gré. Vous ouvrez la pince qui ferme le tube ou vous desserrez les doigts qui le serraient.

(1) UTEAU et SAINT-MARTIN, Les solutions isotoniques dans le traitement de la blennorragie (*Toulouse médical*, 15 mai 1913).

La canule regarde, pendant ce temps, la cuvette, car le premier jet est froid et vous ne devez pas en donner la surprise au malade. Pendant que le contenu refroidi du tuyau se vide, vous en profitez pour faire pénétrer dans la canule quelques bulles d'air qui constituent un index précieux. Pour cela, donnez quelques pressions brusques par vos doigts sur le caoutchouc : la canule aspire un peu d'air dans les arrêts et reprises; et maintenant, ne perdez plus de liquide antiseptique, mais commencez à arroser le malade.

Tout en serrant un peu le tube entre les doigts pour diminuer la pression et éviter les éclaboussures, vous nettoyez le prépuce, le filet, le gland. Vous pourrez même auparavant, chez certains malades, faire un savonnage complet de toute la région génitale, y compris les bourses; ce n'est jamais nuisible, cela a souvent des avantages. Puis vous passez au *premier temps du lavage*, en écartant largement les lèvres du méat avec la main gauche qui, à ce moment, tient le gland, vous l'offrez au jet sans qu'il y ait encore contact de l'organe et de la canule. Visez juste pour éviter d'éclabousser. Tenez la canule à quelques centimètres et graduez la pression, toujours en serrant le tube pour ne pas trop surprendre votre malade au premier jet. Maintenant, douchez ferme ce méat, fouillez-le de votre jet, rappelez-vous qu'il est toujours très « habité », et à plus forte raison dans les cas qui nous occupent. Soyez généreux en liquide; consacrez-y 100 à 200 grammes de solution, davantage si vous en avez beaucoup, cela ne peut nuire.

Vous voilà satisfait! Présentez la canule au méat, mais par un simple contact. Tout autour d'elle, le liquide rejaillit après avoir lavé à peine quelques centimètres du canal : *c'est le lavage de l'urètre antérieur à canal ouvert*, le *deuxième temps*. Progressivement vous faites l'application un peu plus intime avec des périodes d'application moins forte et vous sentez le liquide laver progressivement l'urètre antérieur de plus en plus profondément. Vous arrivez jusqu'au bulbe maintenant, et de temps en

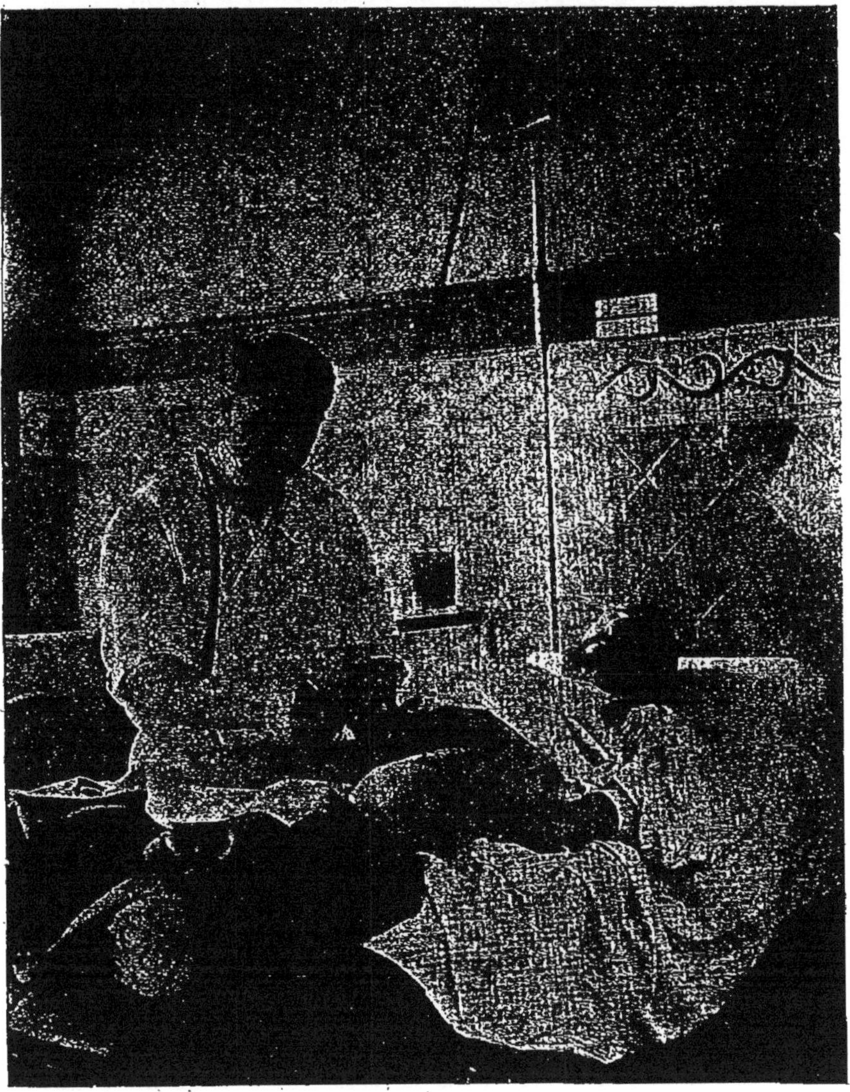

Fig. 2. — Lavage de l'urètre antérieur (la canule est appliquée mollement contre le méat).

temps, pendant une interruption de contact, appliquez doucement la main au périnée pour vider ce cul-de-sac où se fait un petit lac stagnant de liquide et qui serait donc moins bien lavé. Si les douleurs ne sont pas trop vives, vous augmentez le contact entre la canule et les lèvres du méat jusqu'à ce que vous éprouviez un commencement de mise en tension de l'urètre, puis vous le videz et vous recommencez une série de fois, lui faisant pour ainsi dire exécuter une série de séances de gargarisme.

Vous le voyez, vous avez, comme j'aime à le dire, « nettoyé votre chemin avant de le parcourir » ; l'urètre antérieur est maintenant, je ne dirai point aseptique, c'est impossible à réaliser ainsi, même chez les sujets sains, mais son contenu est peu virulent, grâce à l'action antiseptique et mécanique de votre lavage, et les quelques germes que vous pourrez refouler dans la vessie ne sauraient être nocifs et achèveront de se détruire dans le liquide antiseptique qui les y aura entraînés. De cela, soyez-en fermement assuré. Procédant ainsi, vous n'avez absolument rien à craindre, et vous n'avez plus, sans aucune arrière-pensée, après avoir vidé 600 grammes, 1200 grammes même de solution, qu'à procéder au troisième temps.

Lavage de l'urètre profond. Pénétration dans la vessie, lavage à canal fermé. — C'est le moment d'avoir toute la confiance du malade. S'il est peu nerveux, s'il sait bien se mettre dans le relâchement de tous ses muscles, cela suffit et ce sera très simple.

Procédez ainsi : le bock est un peu plus élevé, $1^{m},50$ au plus. De la main gauche tenez toujours bien la verge dans son sillon, en la tirant un peu vers la canule. De la droite, appliquez nettement la canule au méat, dans un contact assez hermétique pour que plus une goutte de liquide ne recoule à l'extérieur. Dans les cas très favorables, presque de suite ou à peu près le liquide franchit le sphincter membraneux, passe dans la vessie qui forme alors un simple vase communicant avec le bock. Vous en êtes ainsi averti : le long de la bulle d'air qui est dans la canule, vous voyez filtrer le liquide, l'urètre ne se tend pas ou peu sous votre doigt; vous sentez dans le canal une sorte de frémissement, de vibration liquidienne, et chez certains (engloutisseurs !) on peut même parfois percevoir un léger bruit de glouglou. Le malade, trompé parfois par la sensation du liquide, vous dit qu'il urine, mais c'est le contraire qui se passe : il pisse dans sa vessie.

Réjouissez-vous : vos nerfs ne seront pas mis à l'épreuve, le malade ne souffrira guère, il a moins de chance qu'un autre de faire des complications, beaucoup plus de guérir facilement. Quand se manifeste le besoin d'uriner, c'est variable suivant les malades et les solutions employées, leur degré et les vessies qui sont très diversement hospitalières, vous cessez et, si le malade peut uriner, vous pouvez même remplir encore la vessie à diverses reprises s'il ne manifeste pas de fatigue et s'il vous reste du liquide. Voilà pour les cas faciles ; il n'en est pas toujours ainsi.

Il y a les cas moyens : un peu de bégaiement du sphincter, une légère défense et, au bout de quelques minutes de patience, il passe quelques gouttes, puis un peu plus, un peu mieux ensuite. Ne soyez pas trop exigeant les premières fois d'ailleurs. Malade et vous pourriez y perdre. Ne restez pas des quarts d'heure entiers la canule figée au méat avec un liquide qui s'est refroidi dans le tube, ce qui augmente encore le spasme. Mais évacuez ce tube de temps en temps au dehors pour en réchauffer le contenu et donner un répit au patient. Demandez-lui de pousser comme pour uriner : non pas un effort brusque avec les muscles de l'abdomen, mais avec sa vessie, et un effort prolongé, soutenu, sans cette exagération que les nerveux apportent en tout ! Le même effort qui ouvre la porte pour la sortie des urines l'ouvre pour la rentrée, et parfois le malade surpris vous dit qu'il urine ! Si cela ne réussit pas encore, — et vous sentez l'urètre tendu, gonflé, votre index d'air s'obstine à disparaître de la canule qui se remplit, le niveau du liquide ne baisse pas dans le bock, le malade se plaint, — suspendez un instant, efforcez-vous de lui faire de la suggestion parlée, montrez-lui qu'il ne souffre que parce qu'il résiste et que c'est de la lutte que naît la douleur ; mettez la tête basse, renversez-le presque, qu'il fasse des mouvements de respiration artificielle ; employez du liquide très chaud, faites une application chaude au périnée, faites varier en plus et en moins la pression, et peut-être vous allez réussir. D'ailleurs, pas d'entêtement exagéré : vous y perdrez tous deux ; remettez au soir ou au lendemain et, si de nouveaux insuccès se produisent, alors, prenez votre seringue de Luer, faites-la bouillir et injectez dans l'urètre 3 ou 4 centimètres cubes de solution de novocaïne à 1 p. 100 que vous faites garder cinq à dix minutes. On peut dire qu'avec ces méthodes, et si vous ne vous énervez pas, toujours, ou au moins dans l'immense majorité des cas, vous arriverez à réussir. Ce n'est que dans des cas exceptionnels que vous vous butez à un spasme insurmontable, que vous voyez l'urètre saigner, l'œdème du prépuce devenir tel qu'il faut suspendre ses tentatives ou glisser dans l'urètre, jusqu'à la portion profonde, une sonde grâce à laquelle vous terminerez votre lavage.

Il y a d'autres difficultés encore parfois pour la pratique de ces lavages : méats très étroits exigeant une canule plus effilée, prépuces longs à travers lesquels il faut tenir la verge comme par transfixion et par lesquels la prise est toujours mauvaise. Il y a aussi parfois, mais c'est bien rare quand on dirige bien le traitement, des réactions inflammatoires, œdème formidable du prépuce, urétrorragies nécessitant une interruption d'un jour ou deux dans le traitement, et c'est toujours bien fâcheux : le grand lavage dans la blennorragie aiguë exige un traitement continu, il n'y a ni dimanche ni fête qui compte et les échecs relèvent peut-être souvent d'une séance manquée. C'est surtout vrai lorsqu'on emploie le permanganate.

Accidents des grands lavages. — Le grand lavage expose-t-il à d'autres accidents ? Signalons la rétention d'urine possible, mais rare, qui cède le plus souvent au grand bain chaud. Quant aux accidents infectieux (je veux dire orchite, cystites dont on les a is gratuitement accusés), ils n'en provoquent jamais s'ils sont faits tels que nous vous l'avons dit. Ils sont même bons à employer si ces complications menacent, — à moins qu'elles n'aient une acuité suraiguë, — et quant aux complications générales de la blennorragie, la plus logique des prophylaxies ne consiste-t-elle pas à désinfecter par des grands lavages le foyer primitif? Je ne réponds même pas à l'accusation de créer des rétrécissements pour l'avenir, car on confond dans ce cas la maladie et le traitement : les blennorragies font d'autant plus volontiers des strictures qu'elles n'ont pas été soignées et ont duré davantage.

Ce qu'il ne faut pas faire. — ***L'ancienne méthode dite abortive avec les injections au nitrate d'argent.*** — Elle peut donner des succès à la première heure, mais inconstants; elle est douloureuse et influe plutôt mal sur la marche ultérieure de l'affection en cas d'insuccès. La meilleure des méthodes abortives, c'est celle par les grands lavages précoces et fréquents que nous vous avons indiqués et qui n'est que le premier chapitre du traitement ultérieur si l'abortion n'a pas réussi.

Le laisser-couler. — Au début seulement de la blennorragie, les germes sont encore en surface. Progressivement ils s'infiltrent de plus en plus dans la profondeur et vont se fortifier dans leurs retranchements si difficilement accessibles par la suite : que tarder donc? L'attaque brusquée ne peut offrir que des chances plus grandes de victoire! Donc : grands lavages d'urgence comme nous vous l'avons dit! Le laisser-couler ne sera de mise que chez les peureux qui se refusent à tout, et chez les névropathes qui auront des spasmes véritablement invincibles. Parfois encore lorsque, par votre faute alors souvent, le malade aura des réactions trop vives que les applications chaudes, les bains locaux ne pourront diminuer, et qui rendront les grands lavages intolérables. Tout cela, c'est l'infime rareté. La méthode du laisser-couler, thérapeutique des bras croisés devant une infection à généralisation possible, à complications infectieuses toujours menaçantes alors qu'il est si facile d'entrer localement en lutte avec l'ennemi, est dangereuse, irrationnelle et complètement à abandonner.

Les injections trop concentrées. — Parce qu'elles sont trop douloureuses, parce qu'elles déterminent des réactions inflammatoires trop intenses, parce qu'elles ne sont pas nécessaires. Le gonocoque n'est pas un microbe très résistant : la chaleur le tue vite, la dessiccation et les antiseptiques faibles aussi. S'il résiste tant dans l'urètre, c'est qu'il trouve là un terrain parfait pour se cacher dans des cantonnements où on ne l'atteint que difficilement. Donc, ce qui importe ce n'est pas tant la puissance des armes employées que l'assurance qu'elles atteignent le but. N'employez donc pas des solutions trop fortes.

Se servir de seringues. — Pas de seringues! Sous aucun prétexte! Inefficaces! Dangereuses! Qui saura jamais combien elles ont provoqué de complications et surtout de prostatites ! Et elles ont cependant toujours la grande faveur des malades qui trouvent en elles un arsenal facile à dissimuler, et beaucoup de médecins les recommandent encore.

Cependant je n'insiste pas sur le fait qu'il est difficile de les tenir propres et de les désinfecter, car on peut en fabriquer qui échappent à ce reproche. Mais voici le grave défaut : rappelez-vous combien nous vous avons dit qu'il fallait longuement, minutieusement, copieusement laver les segments successifs de l'urètre d'avant en arrière pour « nettoyer son chemin avant de le parcourir ». Or c'est beaucoup plus difficile avec la seringue, sinon impossible. Alors il y a refoulement par la colonne hydraulique de tous les germes urétraux, dans l'urètre postérieur et dans la vessie. Voilà bien des raisons d'infection théoriquement; en pratique, interrogez vos malades comme nous l'avons toujours fait systématiquement, et de façon quasi constante vous verrez que la thérapeutique à la *petite seringue*, chère aux malades, a donné des complications ou des *apparences de guérison*, mais rarement des guérisons absolues.

De plus, de deux choses l'une : ou le malade est timide et il pousse peu le piston, il ne lave que l'urètre antérieur dont il fait un lavage partiel et insuffisant puisque nous savons que l'urétrite est *totale* très rapidement ; ou il presse fortement le piston, ce qui, dans le cas de spasme, peut devenir dangereux. En effet, dans le grand lavage, la pression ne dépasse pas celle qui est donnée par la différence de niveau, quoi que l'on fasse; là, au contraire, il n'y a plus comme limite que la force musculaire qui peut distendre outre mesure et rompre l'urètre, et qui enfouit toujours plus loin les germes dans les glandes et vers la prostate. La seringue, c'est une machine sans manomètre!

Elle ne peut être employée, à notre avis, que consécutivement à un grand lavage qui a désinfecté le canal antérieur, et par un médecin qui est sûr de la manier avec prudence et douceur. Il y a plus : nous considérons qu'un médecin, même très expérimenté, n'aura jamais intérêt à remplacer le grand lavage au bock par le lavage à la grande seringue de Guyon, comme quelques-uns l'ont préconisé. Nous le répétons, le piston de la seringue reste une force aveugle; or, la chirurgie moderne n'accepte avec raison aucune technique de cette espèce.

Ne pas confondre l'urétrite blennorragique avec les autres urétrites, bien rares d'ailleurs! Et l'erreur n'aurait pas souvent grand inconvénient! En pratique, d'ailleurs, le cas le plus embarrassant, et que vous pouvez rencontrer parfois, est le suivant : Un malade vient vous trouver : il a eu tout récemment un coït suspect et, assailli d'inquiétudes, instruit d'autre part de la prophylaxie de la blennorragie, il a, d'une façon plus ou moins convenable, injecté une substance antiseptique dans son urètre. Souvent, d'ailleurs, la phobie vénérienne engendre les audaces antiseptiques et le malade emploie des solutions beaucoup trop concentrées. Heureux encore si, refoulant les germes de son urètre, renforcés de ceux que son méat a cueillis dans ses excursions vaginales, il ne s'est pas donné d'emblée une orchite, une prostatite ou une cystite, chose d'autant plus aisée que son urètre offre un terrain merveilleux de culture : congestion après le coït et colonne de liquide spermatique à 37°! Quoi qu'il en soit, ce sujet peureux voit ses terreurs augmenter : il a une goutte au méat ! Est-ce une blennorragie? Lui n'en doute pas. Rien n'est moins certain ! Ce peut être bien une urétrite chimique, celle qu'on a appelée l'urétrite du peureux. Mais auriez-vous un microscope sous la main, cela ne vous ferait pas faire souvent le diagnostic. En effet, dans la blennorragie, aux premières heures, on ne trouve que rarement des gonocoques. Voici sur quoi il vaut mieux se baser : l'urétrite chimique peut ressembler singulièrement à une urétrite blennorragique. Le protargol notamment, en solution concentrée, détermine une suppuration très nette. Mais cette urétrite a une incubation très courte, quelques heures, et diminue très vite. Donc, si la goutte suit de très près le coït, — vingt-quatre heures ou moins, — il me paraît prudent, tout en surveillant de près le malade, de ne pas instituer le traitement d'emblée. Si l'état persiste ou semble s'aggraver, faites votre traitement; mais ici, encore plus que d'habitude, employez des doses d'antiseptiques peu élevées. Vous aurez ainsi beaucoup moins de chance, en cas d'erreur, d'entretenir une urétrite chimique et serez autorisé à commencer d'autant plus tôt vos lavages qu'ils seront moins irritants. Bien entendu, ce sera une raison de plus de les pratiquer plus tôt, si le malade a eu d'autres coïts antérieurs capables d'expliquer l'écoulement dont il est porteur.

Ce qu'on peut faire. — Si vous avez affaire à un malade intelligent et propre qui ne peut, pour des motifs quelconques, venir chez vous, vous pouvez lui confier ses lavages, après lui avoir montré deux ou trois fois la façon de s'y prendre. Mais si cela est assez pratique dans la blennorragie chronique, c'est beaucoup plus délicat dans l'urétrite aiguë, où nous avons vu combien il importe de surveiller les réactions inflammatoires pour régler le nombre et le titre des lavages. En principe, les grands lavages gagnent à être faits par le médecin, et il y a toujours quelques risques à les confier au malade. Avec moins d'inconvénient, cependant, vous pouvez en faire votre auxiliaire et lui en confier un par jour, par exemple, quand vous devrez en pratiquer deux, au début; cela sera d'autant plus facile que les deux ou trois premières fois il pourra se contenter de laver l'urètre antérieur. Parfois, d'ailleurs, nous avons l'humiliation de constater que le malade réussit mieux à faire passer le lavage dans la vessie que quand nous l'essayons nous-mêmes. Si vous les lui confiez, au lieu de les prendre couché, il devra se mettre à cheval sur un seau ou un bidet.

Vous pouvez essayer la thérapeutique par les vaccins, depuis que Nicolle en a préparé un qui semble inoffensif, mais aussi d'ailleurs d'une efficacité relative dans l'urétrite aiguë. Peut-être l'avenir nous apportera-t-il des sérums plus actifs? Nous-même avons essayé d'administrer localement le sérum antiméningococcique (1).

Quant à la thérapeutique par les agents intérieurs, nous ne la condamnerons pas, mais, quand nous l'employons, c'est sans grande conviction.

L'urotropine est excellente pour empêcher les complications infectieuses du côté vésical : à ce titre, nous la donnons toujours au malade qui se lave lui-même. Dans la médication balsamique, citons l'arréol. Le bon santal serait encore une des meilleures formules à prescrire. Ce sont des substances bonnes à donner aux malades qui refusent tout traitement local ou chez lesqeuls il est inapplicable soit pour des raisons médicales, soit pour des motifs d'ordre privé.

Vous pouvez en outre, puisque vous tenez un malade le plus souvent fort repentant à ce moment, profitant de l'ins-

(1) Uteau, Traitement de la blennorragie par les injections intra-urétrales de sérum antiméningococcique (*Soc. anat. clinique de Toulouse*, juin 1910). — Uteau, *Assoc. française d'urologie*, oct. 1911.

tant propice, lui donner des conseils de prophylaxie pour l'avenir; c'est encore de la thérapeutique!

Voici, à notre avis, les plus pratiques : après l'acte, une miction si on veut, et si on peut; puis une large toilette antiseptique : l'étendue de la désinfection augmente la sécurité. Jetez dans un peu d'eau un paquet ou un comprimé d'oxycyanure de $0^{gr},50$ ou davantage (les doses assez fortes n'ont pas ici d'inconvénient). C'est discret et facile! Et procédez à un nettoyage minutieux : gland, prépuce, verge entière, bourses si vous le voulez, etc. ; n'oubliez aucun repli, aucun point de contact possible. Le méat surtout doit être très visité, en écartant bien ses lèvres et en y laissant quelques gouttes en contact prolongé. Un peu de coton hydrophile vous sera fort commode pour tout cela. La précocité du lavage est un facteur important. Cependant on peut, même plusieurs heures après le coït, le pratiquer encore; mais, en ce moment, les germes ont bien plus de chances d'éviter l'atteinte destructrice de l'antiseptique, et c'est plutôt un grand lavage que devrait prendre le malade. A noter qu'une toilette antiseptique est même à recommander à ceux qui emploient le moyen héroïque du préservatif, car ils peuvent s'inoculer en l'enlevant ou par les régions qui n'en étaient pas recouvertes.

Ce qu'on doit faire. — Recommandez à votre malade une hygiène particulière. ***Le plus de repos possible***. Aucun sport. Eviter tout surmenage, tout traumatisme. Dans l'alimentation, rien d'épicé, rien d'excitant. De même pour les boissons. Le vin coupé d'eau reste permis. Il y a peut-être avantage à alcaliniser les boissons par du bicarbonate de soude ou de l'eau de Vals, par exemple. Interdiction de la bière. Interdiction du coït, et vous serez obéi le plus souvent en ce moment, car l'écoulement engendre les vertueuses résolutions! Ne soyez pas trop exigeant, cependant. Le malade habitué à fumer peut sans grand mal allumer une cigarette de temps en temps : il ne faut pas oublier que tout blennorragique est un neurasthénique en germe.

Bien que nous ayons plus de confiance en la façon de laver nos urètres pour éviter l'orchite qu'en lui, vous indiquerez le port du classique suspensoir, en demandant qu'on en change et qu'on le nettoie souvent. Rappelez aussi que le pus est un danger pour le porteur, pour ses yeux surtout, et que ses linges souillés, ses objets de toilette peuvent devenir dangereux aux personnes de son entourage. Pour les moins souiller, apprenez-lui à installer un petit pansement au coton au bout de sa verge, qu'il en change souvent et le détruise par le feu de préférence. Faites-lui pratiquer fréquemment dans la journée des petits bains locaux avec un antiseptique faible, eau boriquée chaude, par exemple. De même, s'il souffre, des applications chaudes fréquemment renouvelées sont un adjuvant excellent. Enfin montrez-lui que chaque tache de pus sur ses linges, sur lui, peut être une source de nouvelle inoculation et que la grande propreté est un adjuvant pour la guérison.

La nuit, si des érections le tourmentent, vous essayez de les atténuer par les anaphrodisiaques, sirops polybromurés, etc., et vous lui recommandez de ne jamais *rompre la corde.*

Rappelez-vous aussi votre rôle diplomatique : ne portez pas d'une façon très nette le diagnostic de blennorragie, surtout quand vous n'êtes pas encore très sûr que le malade l'a puisée à une source qui l'indiffère. Les mots d'urétrite, d'échauffement sont si commodes ! Et, grâce à eux, que de complications morales n'éviterons-nous pas ! Sans y croire, laissons admettre encore les vieilles théories des pertes blanches féminines qui échauffent, de la femme qui peut donner ce qu'elle n'a pas, de l'influence suffisante du voisinage des règles, etc.

D'ailleurs, si le sujet a eu autrefois une blennorragie, ne peut-il s'agir d'un réveil, pour aussi bien et aussi longtemps qu'elle ait paru guérie ? Et cette théorie si souvent vraie peut fréquemment et utilement être invoquée.

Ainsi, vous évitez à votre malade bien des souffrances morales. Et vous ménagerez cette susceptibilité masculine qui se localise tant à ses organes génitaux.

Résultats. —Grâce à ces méthodes, vous pourrez par fois arrêter en quelques jours une blennorragie soignée dès la première heure, surtout quand il ne s'agit pas de la première atteinte, et guérir souvent en quelques semaines celle prise un peu plus tard. Les complications seront très rares.

Donc, guérison souvent assez prompte, d'où prophylaxie des vieilles gouttes et suppression des porteurs de germes ; donc, lutte la meilleure ainsi contre l'extension de la blennorragie, stérilisatrice des races, véritable fléau social.

II. — THÉRAPEUTIQUE DE L'URÉTRITE CHRONIQUE

Axiome. — La plupart des urétrites chroniques peuvent guérir par des dilatations méthodiques et des massages de la prostate.

Ce qu'il faut faire. — Voici ce qui se présente le plus souvent à vous : c'est un malade qui a eu un passé blennorragique plus ou moins tourmenté, récent ou ancien, parfois un long état chronique coupé de poussées aiguës. Ce qui importe et ce qui caractérise l'urétrite chronique, c'est que les phénomènes inflammatoires de la période aiguë ont disparu.

Il persiste une goutte ! C'est la goutte du matin, la goutte militaire, la goutte du bonjour ! Parfois elle se voit dans la journée, ou n'est au contraire qu'un suintement insignifiant, ou même se révèle par ce fait que les lèvres du méat sont collées dans l'intervalle des mictions.

Certains malades — ceux-là se sont instruits ! — viennent vous consulter parce qu'ils ont des filaments dans leurs urines et parfois plus de goutte appréciable.

D'autres, souvent, — neurasthéniques inquiets, — ne vous parlent même pas de blennorragie ; souvent ils ne s'en croient pas atteints, mais ils se sentent déprimés, fatigués par des « pertes séminales » qui accompagnent la défécation.

Vous en verrez venir, — et ce sont les plus neurasthéniques, — qui souffrent vivement et de bien des endroits. Ils accusent une lourdeur au périnée, aux aines, une sensation de tampon dans le rectum, un poids rétropubien ou

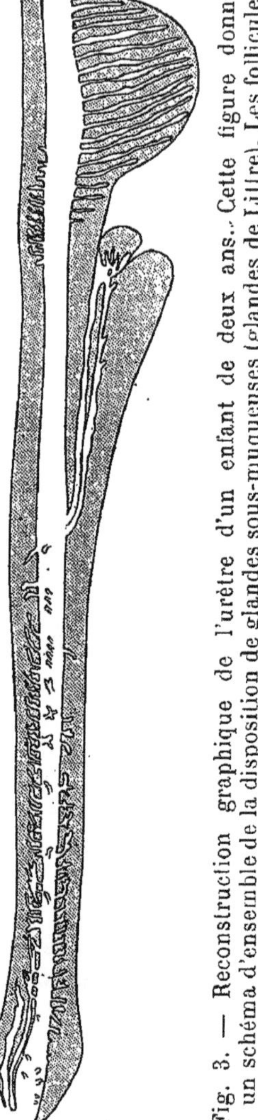

Fig. 3. — Reconstruction graphique de l'urètre d'un enfant de deux ans.. Cette figure donne un schéma d'ensemble de la disposition de glandes sous-muqueuses (glandes de Littre). Les follicules et les lacunes qui sont des culs-de-sac intra-muqueux ne sont pas figurés. La prostate est représentée schématiquement par des tubes placés sur un même plan au lieu de glandes en grappe. Remarquer le long conduit excréteur des glandes de Cowper.

inguinal; mais, malheureusement aussi, ils présentent des douleurs moins révélatrices : aux lombes, à la crête iliaque, etc. Ajoutez-y des phénomènes d'impuissance, des éjaculations trop précoces ou douloureuses.

Tous ces malades sont porteurs d'une urétrite chronique, et tous témoignent d'une égale impatience à s'en débarrasser.

On peut dire que, d'une façon presque constante, les grands lavages, à eux seuls, ne réussiront pas à les guérir d'une manière complète et définitive. Cela, parce que les germes sont « embusqués ». Il faut donc les dépister dans leurs retranchements et les en déloger.

Nous ne pouvons nous expliquer plus longtemps sur ce sujet sans évoquer quelques points relatifs à deux notions : d'abord à la structure anatomique de l'urètre, ensuite aux lésions anatomo-pathologiques de l'urétrite chronique.

Quelques points d'anatomie. — L'urètre n'est pas un canal lisse, mais à parois anfractueuses, déchiquetées. Rappelez-vous qu'il présente des lacunes de Morgagni sur la paroi supérieure, des glandes intramuqueuses ou follicules, des glandes sous-muqueuses ou de Littre, qui sont les plus importantes et dont les acini sont dans le corps spongieux. Ajoutez-y les deux glandes de Cowper, situées dans l'angle formé par le bulbe et l'urètre membraneux, et, pour terminer, l'énorme amas glandulaire qui constitue la prostate, surmontée des deux réservoirs que sont les vésicules séminales plongeant dans l'urètre postérieur par leurs canaux éjaculateurs.

En somme, sur l'urètre se trouvent branchés, du méat au col vésical, des séries de réservoirs, des fistules borgnes, des urètres d'urètre qu'a gagnés l'infection gonococcique et qui transforment le manchon muqueux en une éponge purulente. Il n'y a donc pas une urétrite, mais une polyurétrite, et c'est surtout vrai à la région prostatique. Ceci vous explique les récidives sans inoculation après une cause congestionnante quelconque : l'hyperémie des tissus voisins a comprimé un des réservoirs qui a ouvert son écluse dans le canal, c'est une nouvelle infection autogène ; c'est la justification partielle du paradoxe connu : « On n'a pas plusieurs blennorragies, on n'en a jamais qu'une, mais elle dure toute la vie. »

Quelques points d'anatomie pathologique. — L'évolution des lésions, si bien étudiée par Hallé et Wassermann, se résume en ceci : la muqueuse à épithélium cylindrique tend à se transformer en une muqueuse dermo-papillaire d'une part; de l'autre, on note des lésions d'infiltration embryonnaire dans la profondeur, d'abord constituées par des cellules de tissu conjonctif qui, à la longue, devient fibreux et constitue l'élément cicatriciel des futurs rétrécissements.

Comprenez-vous maintenant que l'urétrite chronique soit rebelle? Tous les lavages, tous les antiseptiques, même en solutions les plus concentrées, qui agiraient sur une muqueuse unie, infectée en surface, ne peuvent rien sur ce manchon muqueux percé comme une écumoire et abritant ses lésions sous son revêtement imperméable aux lavages, comme le serait le cal de la main du travailleur.

Ce n'est donc pas dans les recherches d'antiseptiques nouveaux qu'il faut espérer trouver la possibilité de guérir. Nous aimons à dire à ce sujet : « La façon de donner vaut mieux que ce qu'on donne ». C'est la « mise en contact » du germe et de l'antiseptique qu'il faut chercher ; c'est aussi et surtout l'expulsion mécanique des microbes et la modification histologique des tissus infiltrés. D'où la relégation au second rôle des méthodes antiseptiques et des topiques divers ; d'où le triomphe du système mécanique et dynamique : le massage et la dilatation qui n'est elle-même qu'une variété de massage.

Examen du malade. — Examinez d'abord le malade que vous supposez atteint d'une urétrite chronique. Vous devez établir deux choses : l'existence de l'urétrite chronique, la raison de sa persistance.

Interrogez : Souvent vous apprendrez que la thérapeutique est à incriminer : usage des petites seringues, grands lavages faits sans méthode, passant difficilement, traitement irrégulièrement suivi.

Inspectez : Un prépuce long, étroit, peut faire durer une urétrite ; vous le couperez ! Un méat trop étroit a rendu les traitements difficiles. De quels méfaits n'a-t-on pas d'ailleurs chargé ces méats atrésiés !

Ouvrez-le donc : bon savonnage, lame de bistouri étroite ; renfoncez 1 centimètre, coupez *en bas* et faites votre incision bien *médiane*. Cela saigne, et parfois beaucoup. On a dû, dans certains cas, mettre la sonde à demeure et faire de la compression par-dessus avec du coton ficelé sur le gland. Dilatez les jours suivants ; sinon, il n'y a rien de fait...

A côté de ce méat, ou s'y ouvrant, vous voyez parfois de fins trajets, des diverticules : réservoirs parfaits d'infection ; enfoncez-y une tige fine désinfectée et transfixez le cul-de-sac de cette fistule borgne externe dans l'urètre, comme on fait pour une fistule à l'anus ; comme dans ce cas encore, coupez le tout d'un trait : vous avez une tranchée franchement exposée, à la place d'un cul-de-sac impénétrable à tout, sauf aux microbes !

Au prépuce, vers le filet parfois, voici une petite saillie, une nodosité enflammée qui gonfle ou se vide, dit le malade, par périodes. C'est une glande de Tyson infectée. Vous l'extirperez à la novocaïne.

Pendant ces manipulations, vous avez remarqué s'il y a une goutte au méat, sa couleur, transparente, ou plus ou moins trouble. Inutile de vous acharner à des manipulations diverses pour la traire, si elle n'y est pas : il suffit que votre malade n'ait pas uriné depuis assez longtemps pour que vous ayez des renseignements autrement précis. C'est là un point capital en urologie : les malades doivent garder leurs urines pour l'examen et uriner dans votre cabinet. Point de conserves en flacon qu'on vous offre souvent généreusement en entrant : refusez ces présents.

Donc, le malade urine chez vous, mais exclusivement dans des verres. Là seulement on voit bien les urines : le verre, c'est la tasse de l'urinaire pour apprécier ses échantillons. Si vous avez la fortune, aisément réalisable, d'avoir quatre verres, vous pourrez être mieux renseigné sur les deux points que vous recherchez : l'existence et la localisation de l'urétrite chronique.

Le malade a donc uriné dans quatre verres. Le premier représente le balayage de l'urètre total; le quatrième représente les produits de l'urètre postérieur quand ils ont été refoulés dans la vessie, échappant ainsi au balayage du premier jet d'urine et s'expulsant aux contractions terminales.

Les deuxième et troisième verres servent de transition, oubliez-les. Posez ce principe que l'urétrite chronique se révèle surtout par la présence de filaments dans l'urine, qu'elle a emportés à son passage.

Ces filaments sont d'autant plus dangereux qu'ils sont plus purulents ; vous le saurez alors, car ils seront gros, lourds, tombant au fond du verre. Leur forme vous indiquera rarement leur provenance; ceux qui sont des moules des glandes de Littre seraient petits, en cédille : ne comptez pas trop là-dessus pour localiser votre urétrite; il faut être très expérimenté... et encore!

Vous constatez donc des filaments que vous voyez flotter dans l'urine fraîchement émise, comme des petites cédilles, des petites plaques, de minces spirales... En voilà assez pour dire qu'il y a *urétrite chronique.* Il n'y en pas dans le dernier verre : c'est peut-être une urétrite antérieure, mais aussi bien il peut y avoir une urétrite postérieure dont les filaments ont été balayés par le premier jet, ce qui est très possible, mais n'est pas démontré. Le premier verre vous représenterait donc surtout l'urètre antérieur, mais pas exclusivement.

Si, aux deuxième et troisième verres, il n'y a plus de filaments et qu'il y en ait à nouveau dans le quatrième verre, ou qu'il n'y en ait que dans le quatrième verre, vous pouvez évidemment affirmer l'urétrite postérieure, et ce sera le seul cas où l'épreuve des verres pourra avoir une valeur localisatrice intéressante. Le plus souvent, vous ne tirerez d'elle qu'une conclusion formelle : il y a urétrite chronique, et c'est déjà certes important. Voilà l'urètre examiné et lavé grâce à la miction. Examinez les glandes annexes. Pour cela faire, donnez à votre malade un grand lavage urétro-vésical et laissez-lui la vessie pleine. Deux avantages à cela : l'urètre est encore mieux débarrassé de tous ses filaments qui ne prêteront pas à confusion, et la vessie garnie de liquide va permettre une nouvelle miction dès la fin de votre examen.

Qu'allez-vous faire, en effet? Par l'examen des glandes annexes, vous allez jeter dans l'urètre le contenu de ces glandes qui sera déposé sur leur seuil, et la miction viendra faire le service de voirie en le balayant sur son passage. S'il est septique, mécaniquement et antiseptiquement, il est mis hors d'état de nuire ; puis, recueilli dans votre verre toujours prêt, vous pourrez l'examiner.

Précisons la technique. A tout seigneur tout honneur!

Commencez par le groupe glandulaire le plus imposant et le plus souvent envahi : explorez la prostate. Donc, malade allongé dans la position du lavage, les cuisses légèrement relevées ; votre index ganté et largement lubrifié s'insinue avec douceur dans l'anus ; faites bien respirer le malade ou pousser légèrement comme pour aller à la selle. Bientôt la face palmaire de votre index, dirigée vers la paroi antérieure, touche la prostate. Elle a des aspects bien variables :

Très grosse, dure, régulièrement soulevée par des bosselures (cela donnera peu au massage), ou petite, souple, d'aspect presque normal, mais plus souvent, quand elle est atteinte, un lobe est plus développé que l'autre ; parfois très molle, elle pourra présenter un point plus dépressible. Appliquez-y l'index : il peut s'y creuser une cupule qui loge sa pulpe aux dépens des matières molles qu'il en expulse ; même avec l'habitude du toucher, il y a des prostates que vous pourriez croire saines et qui ne le sont pas. Ne vous pressez pas de les proclamer indemnes. Faites des mouvements de massage en rayons de roue, puis en mouvements de meule, pressions douces que vous renforcez peu à peu. Arrêtez-vous au bout d'une trentaine de mouvements, et d'ailleurs soyez très prudent aux premiers massages, souvent mal tolérés, pouvant provoquer des syncopes et des vomissements. Vous en serez quitte pour recommencer plusieurs fois, voilà tout, et c'est capital.

Par la même occasion, explorez les vésicules qui peuvent être tendues, dures, et vous concevez déjà combien une erreur de diagnostic peut se faire avec la blennorrhée tuberculeuse. Leur pression est souvent très douloureuse et la douleur s'irradie assez fréquemment vers le testicule correspondant.

Si le malade n'est pas trop fatigué, vous pouvez voir encore si vous trouvez les glandes de Cowper enflammées, et cela vous arrivera rarement... Pour cela, l'index étant toujours dans l'anus, rabattez le pouce au périnée, juste derrière la saillie bulbaire et un peu latéralement ; fermez la pince qu'il forme avec votre index : entre les deux, vous pourrez sentir la tuméfaction glandulaire, si, par hasard, elle existait, et vous en profiteriez pour l'exprimer.

C'en est fini, laissez un peu reposer le malade ; souvent vous voyez sourdre à son méat un liquide plus ou moins purulent. Tandis qu'il se relève, donnez-lui un verre et priez-le d'uriner. Il vous en a souvent manifesté le désir au cours de vos explorations, et maintenant il peut avoir la surprise de ne pas réussir à le faire. La surprise n'est que pour lui, car vous savez que Janet a remarquablement noté cette influence inhibitrice. Mais si la vessie était copieusement garnie (ce qu'il faut toujours faire dans ce cas), le plus souvent la miction arrive après quelques bégaiements.

Examinez : vous verrez souvent, à la grande surprise du malade, une grande décharge de filaments formant de véritables placards dans l'eau de lavage (pour que le milieu soit transparent, décolorez maintenant votre permanganate au bisulfite ou employez l'oxycyanure, par exemple).

Quand vous prenez le verre, le tourbillon évolue encore comme une neige qui va s'abattre, puis descend plus ou moins lentement au fond. Mais c'est souvent plus discret : quelques filaments sont en suspension et se déposent ; agitez doucement le verre, vous les décollez et ils remontent en tournoyant vers la surface. Cela, ce sont des cas typiques où vous emportez du coup la conviction du malade qui conçoit que vous avez trouvé la vraie source de son mal et accepte aisément le traitement. Mais si vous n'avez trouvé que quelques très rares filaments ou pas du tout, faut-il conclure à l'intégrité glandulaire? Non, pour plusieurs raisons : votre massage a été peut-être trop doux ou insuffisamment prolongé, les canaux d'excrétion peuvent être plus ou moins bouchés ; de plus — ceci est un fait, et par conséquent importe davantage, — en pratique, il arrive qu'un ou deux massages ne donnent rien et qu'un troisième amène une vraie débâcle. Donc, dans les cas suspects, n'hésitez pas à refaire l'exploration les jours suivants, jusqu'à deux et trois fois.

L'examen, je le dis souvent aux malades, c'est déjà du traitement. En effet, si vous avez trouvé des lésions des vésicules ou de la prostate, c'est l'expression glandulaire par massage qui est la base du traitement. Même technique que l'exploration : mouvements en rayon de roue, en meule, ramenant le pus vers l'urètre ; arrivez, chez les entraînés, jusqu'à 80 mouvements. La douleur qui accompagne les massages disparaît presque sitôt qu'on les achève.

Pour les prostates hautes, pour les vésiculites chez les malades gros, on peut élever avec avantage le siège du malade par un coussin ou en le priant de s'asseoir sur les poings fermés. On peut également faire le massage (jamais pour le premier) le malade étant debout, les jambes écartées, le buste fortement incliné en avant et prenant point d'appui sur la table, par exemple.

Vous renouvelez ces séances deux ou trois fois par semaine : presque dès le début, elles amènent des sédations remarquables des phénomènes douloureux. C'est une autre affaire pour la guérison... et ne prenez jamais de date pour cela, et surtout lorsqu'il y a des lésions vésiculaires.

Mais si tout cet appareil glandulaire est indemne, ou si vous êtes arrivé à le guérir et que l'urétrite dure encore, il vous faut explorer l'urètre, toujours la vessie étant pleine de liquide antiseptique. Prenez un explorateur à boule de Guyon.

Un n° 24 n'est pas trop gros à cet effet (vous trouverez plus loin la technique des cathétérismes). Parfois vous découvrirez des rétrécissements plus ou moins serrés : cela suffit à expliquer l'urétrite chronique que rien ne guérit, et que vous guérirez souvent en traitant comme nous vous l'indiquons ces rétrécissements.

Parfois l'explorateur 24 passera, mais accrochera quelques brides ou vous fera sentir quelque râpe, signes d'infiltration embryonnaire sous-jacente. Tout cela, c'est une indication de dilater ce canal ! Même si la boule ne vous révèle rien, introduisez des béniqués, passez-en deux ou trois si c'est facile, et, dans ce cas, arrivez presque au 50. Quand le dernier sera en place, palpez l'urètre sur son plan résistant et vous sentirez parfois des petits points durs, saillants comme des graines de chènevis : c'est de l'adénite urétrale! Si elle siège sur la paroi supérieure, elle est plus difficile à atteindre, à cause des corps caverneux : entre le pouce et l'index, pincez la paroi supérieure ; c'est tout ce que vous pouvez faire. Tout cela sert pour le diagnostic, et vous devez aussi le continuer pour le traitement.

Le béniqué retiré, regardez-le : il est souvent couvert de matières gluantes ; faites uriner le malade : parfois vous noterez quelques filaments. Il vous faudra, deux ou trois fois par semaine, continuer ces dilatations que vous pousserez jusqu'au 60 si possible, en gagnant chaque fois un ou deux numéros et en passant deux ou trois instruments. Vous ferez ainsi de la dilatation douce, cadencée. Si votre malade saigne, espacez les séances : vous déchirez la muqueuse, et c'est aux dépens de la déchirure que se fait l'élargissement du canal, et non par sa distension ; votre traitement perd ses bons effets. Comment agissent en effet ces béniqués, grâce auxquels leur inventeur, dès 1844, guérissait déjà les urétrites chroniques? Parce qu'ils compriment les glandes de l'urètre qui éclatent sous leur influence et se vident comme des bourbillons de furoncle ; parce que le massage qu'ils provoquent ramène le sang et la vie dans les infiltrats dont ils modifient l'intime structure.

Entre toutes ces séances de massage ou de dilatation, que l'on peut d'ailleurs combiner et qui déversent tout le pus des réservoirs voisins dans l'urètre, il faut le désinfecter par des grands lavages pour éviter ou arrêter les réactions inflammatoires qu'elles pourraient provoquer. Ici, plus que toujours, les solutions faibles seront de mise.

N'oubliez pas qu'après ces séances, des intervalles de repos sont le meilleur traitement parfois, et sachez en imposer au malade : ce ne sera pas toujours aussi facile que vous vous l'imaginez.

Si les glandes sont bien vidées, le nitrate d'argent peut avoir de bons effets et fera parfois disparaître les filaments légers qui persistent dans les urines. Faites, par exemple, quelques grands lavages et prenez la formule isotonique :

Nitrate d'argent......................	1 gramme.
Nitrate de soude......................	14 grammes.
H^2O distillée......................	1 000 grammes.

C'est certainement un peu moins douloureux que la formule ordinaire. Si vous avez localisé les lésions, vous pouvez plus avantageusement employer des instillations au protargol au 1/30 dans du sérum physiologique ou du nitrate d'argent au 1/80, par exemple. Ces genres de traitement amènent toujours un peu de réaction; si ces réactions deviennent trop vives, il faudrait les abandonner, et ce serait vraisemblablement dû à la persistance des gonocoques.

Vous verrez plus tard les instruments nécessaires aux instillations et la technique de ces dernières. Rappelez-vous qu'ici, pour vous repérer, vous devez enfoncer l'instillateur jusque dans la vessie, puis retirer en commençant à instiller. Le spasme du sphincter membraneux qui enserre votre boule vous indique que vous êtes dans l'urètre; retirez lentement en arrosant. Tenez le méat de la main gauche et fermez-le promptement derrière la boule, entre le pouce et l'index. Faites ainsi conserver l'instillation quelques minutes.

Le malade est-il guéri? — Nous arrivons à un point capital : à quoi reconnaît-on qu'un malade est guéri?

Pratiquement, est guéri le malade qui, depuis quelques semaines, n'a plus, malgré l'absence de thérapeutique, ni goutte, ni filaments dans les urines, même du réveil, et dont les expressions, devenues peu douloureuses, de toutes les glandes, faites à trois reprises différentes, n'amènent plus de filaments dans l'eau de lavage; quand enfin la palpation sur béniqué ne révèle plus aucune saillie anormale. Mais un malade peut être guéri en ayant parfois dans ses urines quelques filaments légers, plus formés d'éléments épithéliaux que purulents, et amicrobiens. Il peut être encore guéri en conservant une goutte incolore, due souvent aussi aux abus thérapeutiques et aux interrogations perpétuelles que le malade adresse à son urètre.

Ce sont ces cas pour lesquels on provoque l'écoulement par l'ingestion de bière et l'épreuve du nitrate. L'exsudat de réaction est examiné plusieurs fois au microscope, ainsi que les filaments; mais cette exploration a le grave défaut de toutes les réactions bactériologiques. Si l'on découvre les gonocoques, évidemment le malade est contagieux, mais il y a bien des causes d'erreurs, et les examens négatifs, même répétés, doivent vous laisser réservé ou vous faire employer la phrase judicieuse de Jeanbrau : « On ne dira pas au malade : Vous êtes guéri, mais : Je vous considère comme guéri, parce que je constate que votre canal, votre prostate et vos glandes sous-muqueuses ne sont pas le siège, malgré les épreuves de Neisser et de Janet, d'un écoulement de nature inflammatoire. »

Aussi, dans ces cas-là, a-t-on insisté beaucoup sur l'utilité des épreuves endoscopiques, indispensables au bulletin de mariage et permettant de mieux localiser le diagnostic des lésions et leur thérapeutique. Mais ces ressources précieuses de l'urétroscopie et les divers traitements qu'elles peuvent indiquer (dilatations aux instruments droits ou courbes, cautérisations, ablations de polypes, etc.), relèvent de la spécialité urinaire proprement dite, exigent un arsenal compliqué et coûteux, et nous n'avons pas à les décrire ici.

Ce qu'il ne faut pas faire. — Ne laissez pas les porteurs d'urétrite chronique se marier, ni semer partout l'infection. Apprenez-leur qu'ils sont de dangereux porteurs de germes et dites-leur surtout, pour que l'argument porte mieux en atteignant leur égoïsme, que leur urètre est apte à cueillir toutes les infections. Notez que la gynécologie moderne recrute peut-être la moitié de ses cas parmi les femmes infectées par des porteurs de goutte! N'oubliez pas non plus la gravité de l'ophtalmie du nouveau-né.

Si vous devez donc vous montrer d'abord sévère, sachez vite aussi consoler votre malade. Ne lui laissez pas croire qu'il est inguérissable, comme on le lui a souvent dit, et qu'il n'y a qu'à traiter la goutte par le mépris; mais ne fixez jamais la durée du traitement, même approximativement; c'est impossible : vous n'avez nul élément d'appréciation.

Tout en cherchant à dépister la blennorragie chronique un peu partout, ne vous laissez pas égarer par un psychopathe urinaire. Ils sont fréquents en voies urinaires. Notre maître, M. Guyon, les a bien étudiés. — Nous-même avons publié un petit travail à ce sujet (1).

Une erreur à éviter est de prendre aussi une tuberculose prostato-vésiculaire avec blennorrhée pour une urétrite chronique. Ce peut être facile, et c'est bien regrettable.

Ce qu'on peut faire. — Entre les dilatations et les massages, vous avez avantage à pratiquer des grands lavages qui arrêtent les phénomènes réactionnels possibles. Ce n'est pas cependant indispensable. Ce sont les cas aussi où il y a le minimum de risque à les confier au malade. Nous avons même laissé plusieurs fois le malade se masser la prostate avec le masseur de Felicki, et parfois avec avantage. Vous pouvez aussi instituer une hygiène générale pour vos malades, si souvent candidats à la neurasthénie : hydrothérapie, frictions, vie au grand air.

Vous pouvez soigner les diathèses : donnez de l'acide phosphorique officinal, de l'eau boriquée, dont on fait de bonnes préparations en spécialité, à vos phosphaturiques — et ils sont légion — qui vous arrivent désolés, pissant trouble, vous annonçant une infection grave... Vous savez que quelques gouttes d'acide acétique, du vinaigre même si vous voulez, vous permettent, en les ajoutant aux urines,

(1) Uteau et Sauvage, A propos de deux fausses urinaires (*Progrès médical*, 10 mai 1913).

de leur rendre instantanément une limpidité qui ranime le malade ; faites-le devant lui.

Soignez vos diathésiques tuberculeux, arthritiques ; usez des cures thermales à l'occasion. Conseillez-leur, contre la prostatite et leurs poussées douloureuses, des suppositoires

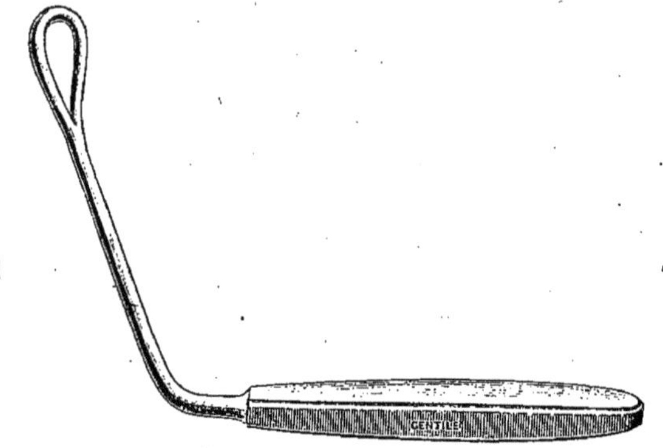

Fig. 4. — Masseur de Felicki.

à l'onguent napolitain additionné de calmants divers : la belladone est encore un des meilleurs. A l'intérieur, vous pouvez aussi user d'antiseptiques... Il y a tant de malades qui ont besoin de quelques formules !

Ce qu'on doit faire. — Interdisez tout ce qui congestionne les organes génitaux et la prostate : cheval, vélo, voyages en auto et chemin de fer, si possible, et écarts de régime. Conseillez, contre la prostatite, des lavements évacuateurs suivis d'un petit lavement d'eau très chaude à conserver. La canule de Boulanger est excellente pour des bains rectaux. Pour le coït, il est difficile de l'interdire pour une affection qui peut être si longue ! On vous promettra bien tout ce que vous voudrez, mais l'occasion, l'herbe tendre... même des nécessités, vous dira-t-on. Réglementez-le donc plutôt. Le mieux, c'est l'ennemi du bien. Coïts espacés, et en préservatifs. C'est capital surtout chez les gens mariés. Sinon, la femme étant inoculée toujours (on vous affirme qu'elle n'a rien, bien entendu !), c'est le jeu du tennis conjugal qui passe le germe de l'un à l'autre et fait que jamais vous ne guérirez votre malade.

Votre rôle n'est pas que de guérir. Vous avez à vous occuper beaucoup aussi du moral de vos malades, à répondre à beaucoup de questions.

Aux malades *exigeants* qui ne voient pas pourquoi leur guérison tarde tant, qui sont toujours pareils malgré vos soins et s'en plaignent à vous, dites-leur : « Vous avez une affection chronique; or, tout mal chronique est long à guérir. Il faut modifier profondément vos tissus pour cela. Ne voyez-vous pas autour de vous combien sont longues à guérir les bronchites chroniques, les entérites chroniques ? Pourquoi voulez-vous que l'inflammation de l'urètre guérisse plus vite que celle des autres muqueuses? » Aux *désespérés* qui ont tout essayé, soit avec vous, soit avec d'autres, dites-leur : « Vous avez essayé tout, excepté ce qui vous guérira et au moment où cela doit vous guérir. »

Maintenez aussi le moral de vos malades entre la peur excessive de leur mal, qui en fait des neurasthéniques graves, et le mépris de leur affection, qui fait d'eux des dangers sociaux. Et quand ils se plaignent de tout ce que vous leur faites, de tout ce que vous imaginez pour vos traitements, vous ne serez jamais contredit en leur répondant que, quoi que vous inventiez pour les soigner, le meilleur des moments de toute blennorragie restera celui où elle s'attrape !

Résultats.—Vous obtiendrez des résultats satisfaisants, notamment la sédation rapide des douleurs dans les prostatites chroniques. Mais il faut que vous sachiez persévérer longtemps, malade et vous, sans trop exagérer la thérapeutique, en sachant faire des cures de repos.

Si les méthodes que nous vous avons indiquées ne vous donnent pas la guérison très nette, — et cela doit arriver souvent en quelques semaines ou quelques mois, — il faudra alors passer aux explorations endoscopiques et aux traitements qu'elles indiqueront ; mais cela, c'est affaire des spécialistes.

D'ailleurs vos traitements, s'ils n'ont pas produit la cure parfaite, permettent au spécialiste d'aller d'emblée à ses méthodes : si le malade n'est pas guéri, il est prêt à être guéri, et cela sans qu'il ait couru aucun risque.

III. — THÉRAPEUTIQUE DE LA RÉTENTION D'URINE AIGUË

Axiome. — Il faut pisser ou mourir (Heister).

Ce qu'il faut faire. — On vient vous chercher pour un malade qui ne peut pas uriner.

C'est de l'urgence !

Voici ce qu'il faut que l'on prépare chez le malade en vous attendant; ce sera du temps gagné :

Un pot d'eau qu'on mettra à bouillir (1 à 2 litres peuvent suffire), puis qu'on fera refroidir aussitôt, sans le transvaser, au bain-marie;

Deux bols ; un petit flacon d'huile à manger à faire bouillir au bain-marie, cinq minutes (30 à 40 grammes suffisent, mais mieux vaut apporter votre lubrifiant, si vous en avez) ;

Un bassin qui puisse se glisser sous le malade ou à défaut une cuvette, une pelote de coton blanc à repriser, une lampe à alcool qui peut toujours rendre des services, une petite table recouverte d'une serviette près du lit. Avec cela, une cuvette, de l'eau, du savon, des allumettes et un seau ;

Que l'on prenne à la pharmacie un peu de coton hydrophile ; 50 grammes suffisent ;

120 grammes d'alcool à 90° (l'alcool à brûler peut très bien le remplacer) ;

Deux à trois paquets d'antiseptique : permanganate de potasse ou oxycyanure de mercure à 25 centigrammes pour un paquet ;

Un flacon de 10 à 20 grammes de collodion, si vous voulez.

Pendant que les messagers exécutent les ordres, garnissez votre trousse ; emportez quatre ou cinq explorateurs à boule : 18, 14, 10, 6 (environ);

Deux ou trois sondes béquilles : 18, 17, 15;

Trois ou quatre bougies filiformes;

Un mandrin courbe de Guyon ;

Une seringue à lavage vésical, des doigtiers, ou des gants de caoutchouc, un trocart de petit calibre; vous avez avantage souvent à emporter avec vous quelques paquets d'antiseptiques, un peu de coton et votre lubrifiant; vous éviterez ainsi d'attendre parfois longtemps que le pharmacien, qui connaît souvent mal l'urgence, ait mis la dernière parure à ses flacons.

Vous voilà dans la chambre du malade : il est en proie à ces affres de la rétention que Montaigne décrivait déjà de façon si saisissante. Malgré son impatience d'être débarrassé, n'ayez pas le réflexe de la sonde, mais sachez l'examiner en vous hâtant lentement.

Y a-t-il rétention? — On le croit parfois, simplement parce que le malade n'urine pas ! Mais cela peut être dû à des anuries douloureuses à l'égal de la rétention, comme celles des coliques néphrétiques, ou à des anuries calmes chez des lithiasiques (1), des néoplasiques (2) ou des néphritiques (3). Quel qu'en soit le mécanisme, l'hésitation n'est pas longue.

Inspectez : Dans les cas de grande distension, la vessie dessine son globe à la partie inférieure de l'abdomen ; c'est la grossesse vésicale !

Percutez avec douceur — le malade souffre ! — à partir du pubis : vous décelez une zone mate, convexe en haut, remontant plus ou moins près de l'ombilic : c'est la vessie ; la palpation vous fait bien sentir sa masse rénitente.

Pour nous, nous trouvons souvent plus expéditive, et

(1) Uteau, Traitement de l'anurie (*Revue clin.*, 1908).

(2) Uteau, L'anurie au cours des néoplasmes pelviens. Thèse de Paris, 1903.

(3) Uteau, Pathogénie de l'anurie (*Gazette médicale de Paris*, 1905).

suffisante cependant, l'exploration suivante : avec le bord cubital de la main, perpendiculaire à l'axe du corps, nous faisons quelques pressions rapides, partant du pubis et allant vers l'ombilic, en demandant au malade, à chaque pression, si nous augmentons ses besoins d'uriner. Sa

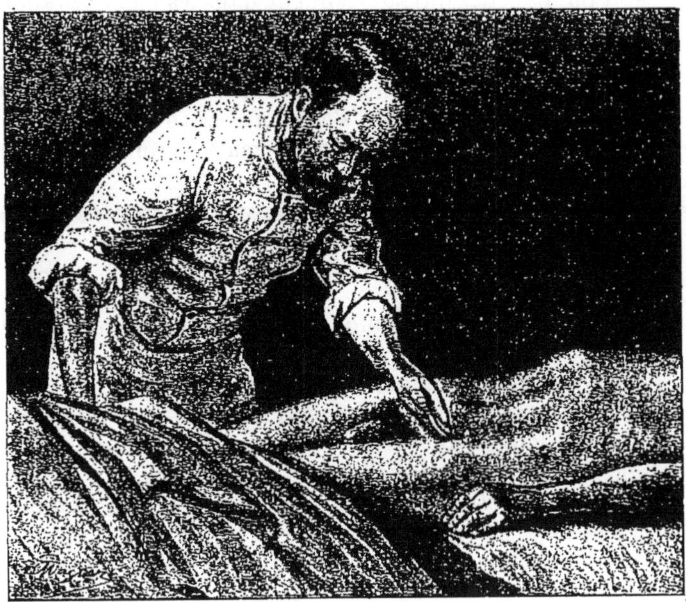

Fig. 5. — Recherche de la distension vésicale par la palpation.

figure est d'ailleurs assez expressive ! Dès que nous avons dépassé la vessie, la pression n'exagère plus les besoins et il cesse de se plaindre.

Nous déterminons ainsi en un instant la limite supérieure de la vessie. Nous avons employé cette maneuvre en nous basant sur ce fait que notre pression devait augmenter la tension intravésicale et que la vessie, comme le rein, d'ailleurs, réagit non au contact, mais à la tension.

Très facilement donc, le plus souvent vous êtes arrivé à pouvoir dire de façon sûre :

Il y a rétention. — Arbitrairement, groupons les diverses rétentions qu'il faut sonder en deux types :

a. **Rétentions qui relèvent d'un cathétérisme banal.** — Comme celles qui surviennent dans les maladies aiguës, chez les opérés, les paralytiques, les médullaires, les hystériques, de même aussi la rétention du blennorragien qui n'a pas cédé aux moyens médicaux et qu'il devient nécessaire d'évacuer. Puisqu'il s'agit ici de cas où le cathétérisme doit s'effectuer d'une façon normale, profitons-en pour

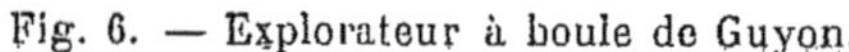

Fig. 6. — Explorateur à boule de Guyon.

exposer d'abord la technique du sondage à travers l'urètre sain.

Rappelez-vous toujours trois choses :

Vous devez faire pénétrer dans la vessie un instrument qui doit longer une route sinueuse et semée d'obstacles, sensible et très peuplée d'agents microbiens.

A ces trois difficultés vous opposez donc constamment : la méthode, la douceur, l'asepsie.

Voici comment vous pourrez pratiquement y parvenir :

Dans votre cabinet, vous vous servirez de votre bock laveur et vous ferez un grand lavage, ou tout au moins celui de l'urètre antérieur : suivant notre formule, vous aurez nettoyé votre route avant de la parcourir, et c'est près de l'extérieur qu'elle est le plus sale. Je sais bien que, scientifiquement, elle n'est pas ainsi stérilisée, quel que soit l'antiseptique employé ; mais, en pratique, considérez-la comme telle. Chez le malade, ce serait souvent trop compliqué. Procédez donc ainsi : faites-le coucher le long du bord droit du lit, son bassin sous le siège, bien allongé, cuisses écartées et tête basse, couvertures rabattues plus bas que les genoux, chemise relevée jusqu'à l'ombilic ; un coussin dur soulevant le siège est des plus utiles chez les prostatiques.

Puis prenez un des deux bols qu'on vous a préparés et que vous avez flambés. Mettez dans l'un des boulettes de coton hydrophile et de l'eau bouillie ramenée à une température tiède. Dans l'autre, de l'eau bouillie simplement, qui sera toute prête pour tout à l'heure si vous avez à faire un lavage de vessie. Partagez un de vos paquets antiseptiques entre ces deux bols.

Vous savonnez la verge de votre malade avec un peu d'eau et de coton : gland, méat, prépuce, tout y passe ; puis, avec vos tampons immergés dans le bol, faites la toilette soigneuse du gland, du prépuce et du filet.

Douchez le méat en écartant ses lèvres ; il est si habité ! Exprimez-y vos boulettes de coton, mettez-lui-en une au contact. Un linge sous la verge (un mouchoir propre fait l'affaire ; il n'est pas indispensable qu'il ait bouilli) ; un coup de savon sur vos mains, et vous allez pouvoir opérer.

Prenez un explorateur à boule d'assez gros calibre (le 18 convient bien). Pour aussi facile que vous semble le cas, *passez toujours* un explorateur avant la sonde pour étudier votre route.

Qui donc voudrait se lancer à l'aventure sur un chemin inexploré ? L'emploi de l'explorateur à boule qui sert à prendre la pointure du canal, à étudier ses réactions, son degré de souplesse, ses embûches, à l'interroger, vous permet de savoir à l'avance si vous réussirez ou non facilement le sondage. Il faut TOUJOURS le faire. Cela vous permettra de choisir ensuite des instruments appropriés, et ce sera le plus sûr abri pour votre amour-propre.

Principe absolu pour tous les cathétérismes : Ne touchez jamais l'instrument que par l'extrémité qui ne doit pas aller dans la vessie ; vos mains sont mal préparées à l'asepsie par les manœuvres qui accompagnent tout cathétérisme : habituez-vous à les considérer comme sales et à faire néanmoins avec elles un cathétérisme aseptique ! C'est facile.

Donc, ici, vous prenez votre explorateur par sa boule olivaire, qui doit être placée *en haut* dans le tube à sondes, car c'est toujours la partie non vésicale de l'instrument qui doit s'offrir la première à vos recherches. Vous êtes à la droite de votre malade, votre main droite tient l'instrument et le plonge à plusieurs reprises dans le flacon de lubrifiant; à chaque fois vous retournez ensuite l'extrémité vésicale du cathéter en haut pour permettre au lubrifiant de couler le long de l'instrument et d'en couvrir une plus grande partie. Jamais la sonde n'est trop bien huilée : une sonde bien graissée est à demi passée. Mais ne graissez ni vos mains, ni la verge du malade; sans cela, plus de prise. De la main gauche, empoignez maintenant la verge du sujet comme pour les grands lavages, en offrant le méat entr'ouvert à la pointe de votre instrument qui doit aller à lui directement, sans se fourvoyer tout autour. Elle s'y insinue doucement, sans invaginer les lèvres du méat. Dès qu'elle a franchi la région du gland, rappelez-vous que le rôle actif appartient à la main gauche ! Qu'elle mette donc la verge au plafond et la tire sans crainte : on peut pendre un cadavre par le pénis sans le lui arracher. Ainsi l'urètre va au-devant de l'instrument, se déplisse, évitant l'amorce de culs-de-sac et de fausse route, et l'instrument est dégluti sans être presque poussé, mais à peine maintenu par la main droite, attentive à recueillir les sensations qu'elle perçoit grâce à l'instrument qui la prolonge.

Vous faites, comme aimait à dire notre maître, M. Guyon, « l'opposé de ce que font les officiers de cavalerie : vous ne mettez pas la lame dans le fourreau, mais c'est le fourreau qui va vers la lame ». Dans les cas normaux que nous étudions à présent, vous cheminez sans effort ; un simple arrêt à la fin, une résistance plus ou moins marquée: c'est le sphincter, gardien attentif de la vessie, qui défend l'entrée en se contractant; insistez un peu de la main droite et tirez de la gauche (main brutale). La boule n'est plus arrêtée, ni enserrée; elle est libre dans la cavité vésicale et le malade a éprouvé la seule sensation un peu désagréable que doit lui faire ressentir un cathétérisme. Vous retirez votre instrument : malade et vous, allez avoir la même sensation qu'à l'aller et que vous pouvez prédire dans les deux cas, et l'instrument revient à l'extérieur. Pas d'obstacle, pas de ressaut important ; c'est un urètre normal : le cathétérisme sera aisé ; il n'y a plus trop de témérité, ainsi renseigné, à dire à votre malade, ce qui eût pu être imprudent tout à l'heure : « Je vais vous sonder ».

Vous pourrez passer avec une sonde béquille en gomme et soie n° 18, ou peut-être même avec une sonde de Nélaton en caoutchouc du même numéro ; voyons comment.

La technique est la même avec la béquille qu'avec l'explorateur à boule, et le malade peut être rassuré : le calibre n'est pas plus gros que celui du précédent instrument ; de plus, il ne s'agit que de pénétrer et non d'étudier : dites-lui donc qu'il souffrira moins et va cette fois être délivré. Prenez bien soin que la partie béquillée de la sonde doit suivre la paroi supérieure de l'urètre : c'est pour cela qu'elle a cette forme ; donc, que votre sonde ait un bon index au pavillon qui vous permette toujours de connaître l'orientation du bec quand il est caché dans l'urètre. Vous suivez la paroi supérieure de l'urètre, c'est primordial ! Elle est le chemin le plus court, donc le plus vite parcouru, et de plus celui qui présente le moins d'embûches, d'amorces pour fausses routes, de déformations pathologiques ; elle est la plus résistante aux déchirures, la moins vasculaire, la mieux fixée ; c'est la voie chirurgicale par excellence.

Si vous employez la sonde de Nélaton, vous devez la saisir plus près de son extrémité vésicale, l'enfoncer peu à peu dans l'urètre.

Ici, il s'agit simplement, en poussant, en la faisant glisser, en lui imprimant des mouvements de vrille, de l'enfoncer : pas de risques, pas de notions anatomiques à se rappeler ; elle est évidemment inoffensive, — c'est là sa grande qualité, — mais elle ne passe pas toujours ! On l'a appelée la sonde du maladroit. Il est toujours avantageux, après un cathétérisme, de laver la vessie. Si le bock lave l'urètre, la seringue doit laver la vessie. Vous en verrez plus loin la technique. Le lavage vous permet de stériliser et d'expulser les germes cueillis par la sonde dans son voyage urétral et portés dans l'étuve vésicale. Vous retirez la sonde en lavant, en poussant encore doucement le piston de la seringue jusqu'à ce que la sonde soit totalement enlevée, toujours solidaire avec la seringue. Si vous ne faites pas de lavage, bouchez le pavillon de la sonde avec le pouce pour la retirer. Chez des infectés, vous pourriez sans cela inoculer l'urètre postérieur et provoquer des orchites; donc, habitude réflexe à avoir.

b. **Rétentions qui peuvent exiger des manœuvres particulières.** — Quand on vous appelle pour une rétention, il s'agit le plus souvent d'un prostatique ou d'un rétréci. L'âge, les antécédents, le palper de l'urètre, le toucher rectal, tout cela vous donnera des présomptions en faveur de l'une ou de l'autre hypothèse. Ne vous y attardez pas trop longtemps. Il s'agit d'une rétention qu'il faut évacuer; le malade vous harcèle d'ailleurs. Employez vos explorateurs à boule ; vous préparez ainsi le succès du cathétérisme et vous achevez votre diagnostic. Chez un rétréci, ancien blennorragien, votre 18 sera arrêté ou au moins accroché dès la région pénienne. Mais il peut aussi, comme dans le cas de rétrécissement traumatique, qui est, à l'opposé du premier, unique et à siège exclusivement périnéal, arriver jusqu'au périnée, au moins à un point quelconque du périnée. Là, arrêt complet ! Un mur ! Il ne s'agit pas d'un spasme du sphincter membraneux qui pourrait vous tromper : malgré l'insistance, la boule ne passe pas; de plus, portez la main au périnée, imprimez un léger va-et-vient à l'explorateur : votre main sent le talon de l'instrument, il n'est donc pas encore à la région membraneuse, région du spasme et non des strictures, où vous ne pourriez plus le sentir que par le toucher rectal. Prenez une boule inférieure : vous franchirez ainsi un ou deux rétrécissements parfois, que vous apprécierez surtout bien grâce aux ressauts éprouvés en retirant l'instrument, et vous serez arrêté plus loin. Descendez, s'il le faut, jusqu'à votre dernier numéro. S'il ne passe pas, d'ailleurs, d'explorateur au-dessus du 14, renoncez à la sonde, armez-vous de vos filiformes.

Prenez donc une filiforme; glissez-la pendant les deux ou trois premiers centimètres sur la paroi inférieure pour éviter qu'elle n'entre dans la valvule de Guérin, ce qui piquerait désagréablement le malade. Ne perdez pas aussi maladroitement sa confiance. Parfois la première glisse d'emblée dans la vessie. Ne vous réjouissez pas trop vite : parfois elle a buté contre le rétrécissement et s'est repliée dans l'urètre. A votre humiliation, en insistant, vous voyez pointer au méat l'extrémité vésicale. Pour être sûr qu'elle est bien dans la vessie, vous devez pouvoir la pousser à fond jusqu'au méat, votre main appliquée sur l'urètre pénien ne l'y sentant pas s'y infléchir, et elle doit jouer librement. Ne craignez rien à insister ainsi. Elle se replie dans la vessie sans risquer de la blesser. Mais souvent votre filiforme ne passe pas ! Essayez d'une seconde plus fine peut-être.

Insuccès encore. Mettez-en deux à la fois ; poussez-en une jusqu'au rétrécissement : elle va peut-être boucher la mauvaise voie et, quand vous pousserez la seconde filiforme, elle prendra la bonne : c'est le cathétérisme en faisceau. Prenez une filiforme, tordez-en l'extrémité en vrille, en baïonnette; une goutte de collodion fixe cette forme en quelques minutes : peut-être arriverez-vous ainsi à trouver la lumière tortueuse, désaxée de ce rétrécissement. Vous pouvez garnir, après ébullition, la seringue hypodermique qu'un médecin a toujours dans sa poche, avec de l'huile ; injectez-en le contenu dans l'urètre, la verge étant au plafond, et, tant qu'il est bien plein de son bain lubrifiant, essayez vos cathétérismes : glissez vos filiformes, vrillez, retirez, rusez de toute manière, et n'ayez jamais cependant d'énervement dans vos doigts pour mater l'obstacle, car ces petites filiformes peuvent très bien faire des fausses routes dans la muqueuse.

Quoi qu'il en soit, vous réussirez à la longue à en introduire une dans la vessie; on peut dire : presque toujours, avec de la patience. Qu'allez-vous faire? Gardez-vous surtout de la retirer! Il n'est pas démontré que vous la remplacerez facilement. Fixez-la à demeure, comme nous allons bientôt vous apprendre à fixer la sonde à demeure du prostatique. Bien que ce soit une tige pleine, elle va à merveille vider la vessie du rétentionniste. Encore une demi-heure, une heure, rarement davantage, elle aura déterminé des modifications suffisantes des tissus voisins pour jouer librement là où elle était serrée et permettre à l'urine de s'écouler par suintement, d'abord le long de ses parois, puis par gouttes, et même parfois par petits jets. Lentement, progressivement, la vessie se vide, et c'est un bienfait pour elle que ce processus ne soit pas trop rapide.

Faites recueillir l'urine dans un urinal en verre, bouilli auparavant, si possible, et garni de paillettes d'acide borique.

En attendant qu'on l'ait procuré, laissez l'urine s'écouler dans un bol ou une cuvette.

Vous verrez le lendemain si vous voulez faire remplacer alors votre bougie par une bougie armée et faire une urétrotomie interne, ce qui convient s'il y a des phénomènes généraux, car la lame de l'urétrotome « coupe la fièvre ». Vous pouvez même parfois la faire d'emblée, d'urgence si la situation vous paraît menaçante et si vous avez l'outillage près de vous. Mais si rien ne presse ni ne menace, vous pouvez parfaitement remplacer votre bougie par une autre un peu plus forte, et ainsi de suite les jours suivants, jusqu'à ce que vous arriviez au n° 6 ou 7. A ce moment, c'est le traitement par la dilatation qui va être installé, il ne s'agit plus de rétention aiguë, et nous l'exposerons au chapitre des rétrécissements.

Chez le prostatique, votre boule 18 aura filé sans encombre jusqu'à la région prostatique dont elle pourra vous déceler l'allongement, des déformations, déformations qui vous indiqueront les difficultés du cathétérisme à faire.

Remplacez-la par la béquille n° 18, — une Nélaton peut passer dans les cas très faciles, — il n'est jamais dangereux d'essayer. Toujours le bec de la sonde sur la paroi urétrale supérieure, l'index du pavillon vous indique qu'elle s'y maintient, verge au plafond et fortement tirée de la main gauche. Dès que le bec a franchi le sphincter, l'urine jaillit. C'est l'heure de l'allégresse et du triomphe; ne la savourez pas trop longtemps. Dès qu'une centaine à 200 grammes d'urine se sont écoulés, bouchez la sonde avec le pouce ou un fosset si vous en avez un. Les tortures du malade sont déjà apaisées, vous avez sa confiance, profitez-en. Garnissez votre seringue dans le deuxième bol, tout rempli de sa solution antiseptique faible et tiède (méfiez-vous, si c'est de l'oxycyanure). Vous allez maintenant « évacuer sans vider »; voici comment et pourquoi. Vous laissez s'écouler 100 grammes d'urine environ; remplacez-les aussitôt par 100 grammes de solution antiseptique faible au début, puis maintenant d'eau bouillie simple ou transformée en sérum physiologique par l'addition de 10 grammes de NaCl par litre. Vous renouvelez incessamment cette manœuvre en poussant toujours sans violence le piston de votre seringue. Après une série de fois, vous avez ainsi retiré toute l'urine de la vessie, et cependant elle contient presque autant de liquide qu'avant; vous avez évacué sans vider. Laissez-en encore maintenant filer 100 ou 150 grammes environ, puis fabriquez, avec un bout de bois, un fosset pour votre sonde, jetez-le quelques instants dans un peu d'eau que votre lampe à alcool fait bouillir. Bouchez la sonde avec lui et ordonnez que toutes les heures on la débouche pour en laisser couler 200 grammes d'urine. La vessie mettra ainsi une demi-journée, une journée à se vider. Grâce à cette technique s'éviteront les hémorragies graves *a vacuo* : les vaisseaux, soumis à une diminution de pression trop brusque par une évacuation soudaine, et, de plus, souvent fragiles chez les vieux prostatiques, peuvent se rompre et provoquer des hémorragies parfois redoutables.

Il est bien simple de ne pas s'y exposer, en faisant de l'évacuation lente. Deux fois par jour, ou trois, vous viendrez faire un lavage vésical, toujours comme précédemment. S'il y a de l'infection qui s'annonce, usez du collargol que vous préparez instantanément en jetant un paquet d'un gramme dans 500 grammes d'eau bouillie ; c'est excellent et indolore, ce n'est que sale ! Variez d'ailleurs vos antiseptiques : protargol, permanganate de potasse, nitrate d'argent même,... comme pour les lavages de l'urètre. Là encore, c'est l'état général, la langue, le pouls, les frissons, l'état des poumons, des voies digestives, qui vous diront quand vous pourrez ou non retirer la sonde.

N'oubliez pas qu'elle est le meilleur des traitements de la fièvre urineuse et de ses complications retentissant sur les appareils respiratoire, digestif, etc. ; à condition que vous sachiez bien la fixer et l'entretenir, vous sauverez bien des malades.

Cette importance nous autorise à vous dire comment vous devez la fixer, et nous empruntons pour cela la description qu'il en a faite à notre maître M. Guyon (p. 405 du tome III de ses *Leçons cliniques sur les maladies des voies urinaires*) :

« Deux fils (1), d'une longueur de 50 centimètres environ, sont préparés. Plaçons d'abord l'un des fils ; la partie médiane est présentée au niveau du méat, en A, et fixée sur elle par un nœud solidement serré. Les deux chefs pendent alors à côté du gland, à sa gauche par exemple. Ils sont réunis ensemble en B par un nœud qui « correspond à la base du gland », puis ils se séparent : l'un passe en avant, l'autre en arrière du pénis, pour arriver à droite

(1) Le coton à repriser peut servir à faire ces attaches ; il suffit de le mettre en quatre doubles, fixés par deux nœuds au ras des extrémités. Il doit être aseptisé ; s'il ne l'est pas, on le trempe à l'avance dans une solution de sublimé faible ou dans une solution d'acide borique à 4 p. 100.

au même niveau B, où ils sont de nouveau noués ensemble; ils forment ainsi une anse au-dessous de la base du gland. Pour assurer une ampleur suffisante à cet anneau, le nœud est serré sur le doigt, introduit entre l'anse et la verge.

« De B, le fil est conduit vers les poils du pubis. On choisit une touffe suffisamment épaisse, la moins éloignée de la

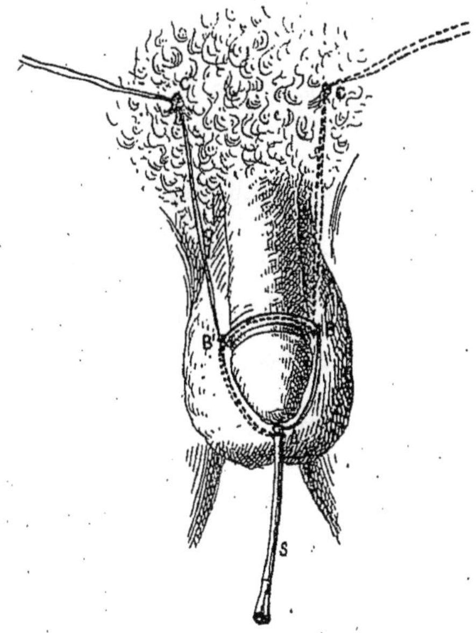

Fig. 7. — Sonde à demeure fixée.

racine de la verge; les deux chefs sont amenés à la longueur voulue par la situation de la touffe, puis reliés ensemble par un nouveau nœud. Les extrémités du fil, situées au delà de ce nœud, vont servir à enlacer les poils.

« Pour cela, la touffe étant maintenue par un aide, le chirurgien entoure la base des poils et l'enserre « fortement » dans un nœud simple.

« Avant de le compléter, il prend la précaution de tordre

sur elle-même, et dans le même sens, la touffe, à la façon d'une moustache que l'on veut relever. Cette petite préparation permet de replier son extrémité avec la plus grande facilité sur elle-même et de la prendre dans la deuxième partie du nœud préparé à la base des poils.

« Ce nœud est fait avec des tractions assez fortes pour assurer la solidité de la prise. Cette solidité n'existerait pas, quel que soit le degré de striction, si, grâce à ces artifices, la touffe de poils n'avait été repliée sur elle-même « en forme de papillote ». Sans cette précaution, l'attache des liens aurait lieu, en effet, à la base d'une pyramide.

« Au delà du point fixé au pubis, les deux chefs sont laissés flottants.

« On place alors le deuxième fil. Il est d'abord noué par son centre à la sonde en A, par-dessus le premier lien, afin de lui donner plus de fixité. On le conduit le long du côté droit du gland ; un nœud réunit ces deux chefs au niveau de la base de cet organe. Il faut alors « solidariser » en B' l'anse que l'on va former au-dessus du gland, avec celle qui y est déjà. Pour cela, les deux chefs du deuxième fil, qui sont au delà du nœud, sont passés entre ceux qui se dirigent vers le pubis, et fixés en ce point ; on les conduit ensuite du côté opposé : ils constituent l'anse nouvelle. Il faut, à ce point B, réunir encore entre elles les deux anses. Les deux chefs du deuxième fil sont passés entre les deux chefs du premier allant à la sonde, puis sont conduits au pubis et attachés à une touffe de poils, symétrique à celle du côté opposé. »

Dès que la vessie est finie d'évacuer, vous devez regarder si la sonde est bien fixée et modifier vos fils s'il y a lieu. Pour la mettre au point, on la retire légèrement, puis on la refoule doucement jusqu'à ce que quelques gouttes d'urine viennent ; voyez cela deux ou trois fois pour trouver le point d'élection : l'urine doit se mettre à couler goutte à goutte, par éjaculations rythmées, successives. Si vous injectez quelques grammes d'eau par la sonde, l'eau du lavage doit ressortir aussitôt. Le malade ne doit jamais éprouver le besoin d'uriner.

Le plus souvent, le mauvais fonctionnement est dû à ce que la sonde est trop enfoncée. Or, la vie du malade peut dépendre de cela.

Soignez donc votre technique et apprenez à fixer des sondes à demeure correctement. N'oubliez pas que vous pouvez laisser la sonde plusieurs jours en place. Il y a avantage, dans ce cas, à lui mettre une rallonge et à installer l'urinal de Duchâtelet ou d'Escat pour éviter l'angle de coudure de la verge et les accidents que la pression permanente et prolongée de la sonde pourrait y déterminer. Songez aussi que pour le malade d'une part, mais aussi pour assurer le bon fonctionnement de la sonde, d'autre part, et empêcher l'encrassement de sa lumière, vous devez pratiquer *au moins* deux lavages vésicaux par vingt-quatre heures.

Nous avons considéré un cas à cathétérisme facile. Il n'en est pas toujours ainsi et, malgré des efforts patients, réitérés, méthodiques, la sonde ne rentre pas. Vous choisissez vos numéros plus fortement béquillés, parfois un numéro plus gros... et toujours l'obstacle prostatique vous arrête.

Recourez à votre mandrin *courbe*. C'est une tige à grande courbure portant à l'autre extrémité un pavillon mobile, mais que peut fixer une vis latérale ; vous le graissez bien et l'introduisez dans la sonde qui le gante en épousant ses formes jusqu'à ce que sa pointe affleure presque le second œil de la sonde, après avoir dépassé le premier dans la fenêtre duquel il se voit.

Enfoncez le pavillon dans celui de la sonde jusqu'à frottement dur, vissez fortement la vis latérale ; assurez-vous trois fois plutôt qu'une que le pavillon ne glissera pas, que le mandrin ne peut pas s'enfoncer davantage dans la sonde, saillir et dérailler par l'œil inférieur. Tout est prêt ! Graissez la sonde...

Un dernier coup d'œil vérificateur et sondez votre

malade comme vous apprendrez à le faire avec les béniqués.

Cela suffit parfois ; mais, si vous êtes arrêté dans la région prostatique, retirez à peine de quelques millimètres l'instrument, puis, lâchant la verge, saisissez la sonde de la main gauche et poussez-la vers la vessie, tandis que, *simultanément*, de la droite, vous dégainez le mandrin que vous achèverez de retirer comme un béniqué au milieu du flot d'urine qui signale votre succès!

Il vous est facile de comprendre pourquoi vous avez réussi. Quand on retire le mandrin sans bouger la sonde, cette sonde augmente sa courbure : il s'ensuit qu'elle met son bec plus près de la paroi supérieure de l'urètre, se dégageant souvent ainsi des obstacles contre lesquels elle venait buter ; le léger mouvement de propulsion que vous lui imprimez en même temps la fait pénétrer dans la vessie. — Pour vous en convaincre, faites donc, à blanc, sur votre table la manœuvre du mandrin : vous suivrez des yeux le magnifique enroulement de la sonde et vous serez édifié.

Nous devons vous dire encore ce qu'il faut faire dans un cas particulier. Il s'agit d'un malade qui vient d'avoir une hématurie et qui fait de la rétention parce que l'hémorragie très abondante a déterminé la formation de caillots qui bouchent le col vésical. La rétention est plus ou moins absolue. Mais ne trouveriez-vous pas un globe vésical très distendu, vous devez savoir que la meilleure façon de diminuer ces hématuries qui occasionnent de la rétention est de débarrasser la vessie de ses caillots comme l'accoucheur débarrasse l'utérus qui saigne de son placenta. Pour cela, faites faire un bon lavage au sérum chaud, et puis procédez à la manœuvre de l'aspiration des caillots. Prenez une grosse sonde 20 ou au-dessus même (ici, une sonde de métal ; celle surtout qui sert à l'évacuation dans la lithotritie est indiquée, car elle se bouche moins et ne s'aplatit pas, mais tout le monde ne l'a pas). Adaptez exactement à son pavillon l'embout de votre seringue qui est vide et à piston fermé (je la suppose bonne). Maintenant, tirez à fond le piston de votre seringue qui puise et se charge ainsi dans le vase vésical.

Retirez la seringue, évacuez son contenu, puis recommencez jusqu'à ce que vous ne retiriez plus de caillots. Vous avez réalisé la meilleure hémostase en ramenant les petits caillots en forme de sangsue amoncelés dans la vessie. Vous avez paré à l'urgence : il restera à faire le diagnostic étiologique de l'hématurie pour y appliquer, si possible, le traitement radical ; mais presque toujours cela devient l'affaire du spécialiste, vu les instrumentations que comportent les explorations nécessaires, et c'est pour cela que nous ne parlerons pas des hématuries.

Il reste enfin une hypothèse à envisager dans la rétention d'urine. Malgré vos efforts méthodiques, consciencieux et réitérés, vous ne pouvez parvenir à sonder votre malade. Cela vous arrivera bien rarement d'ailleurs, et peut-être jamais si vous avez fait ce qu'il faut et comme il faut ; cependant c'est possible. Évidemment, il faut savoir ne pas être trop têtu, surtout devant un urètre délabré de fausses routes et saignant par trop ; il faut surtout ne jamais se laisser aller à le violenter, à tenter de le forcer : un brutal ne devra jamais s'armer d'une sonde. Puisque les routes naturelles sont impraticables, faites-vous une voie artificielle, cela par la ponction hypogastrique : c'est à la portée de tous et rarement dangereux ; elle peut être renouvelée plusieurs fois. Votre trocart est bouilli, votre malade rasé au pubis, passé à la teinture d'iode si vous en avez, sinon savonné largement et bien nettoyé à l'alcool. Désinfectez soigneusement vos mains aussi. Vous êtes à droite du malade, votre main gauche tend la peau, vous avez repéré le bord supérieur de la symphyse pubienne ; au ras d'elle (mais non sur elle) plantez votre trocart tenu solidement empaumé, bien sur la ligne médiane, en coup de poignard, visant la région moyenne du sacrum. Vos doigts limiteront l'enfoncement à 4 à 5 centimètres. Vous sentez la liberté de la pointe dans le réservoir vésical.

Dégainez, l'urine jaillit à mesure; enfoncez un peu plus la pointe mousse et inoffensive de votre canule pour suivre la vessie dans son retrait. Quand l'urine devient rosée ou cesse de couler, que la matité sus-pubienne a disparu, d'un coup brusque retirez l'instrument. Un peu de collodion versé sur un nuage fin de coton bouche l'orifice.

Ce qu'il ne faut pas faire. — Sonder des rétentions qui ne relèvent pas du cathétérisme.

Vous reconnaîtrez vite celle qui est due à l'infiltration d'urine, ce phlegmon septique qui ne demande que les larges et promptes incisions.

Vous ferez rentrer dans cette catégorie aussi les rétentions consécutives aux ruptures de l'urètre ou de la vessie, aux grands traumatismes et en particulier à ceux de la région lombaire. Autant de rétentions qui réclament des interventions plus ou moins complexes. Ajoutez-y celle consécutive à l'abcès de la prostate qu'il faut ouvrir au périnée. Pour tous ces cas-là, il faut être, suivant la parole de notre maître, M. Guyon, « plus chirurgien que spécialiste » et savoir poser la sonde pour prendre le bistouri ; ils n'ont donc pas place dans notre modeste cadre. Ajoutez-y, comme ne relevant toujours pas du cathétérisme, la rétention chez les blennorragiques aigus ou les rétrécis après une dilatation, qui peut parfois céder à un bain chaud et qu'il ne faut sonder qu'après échec des tentatives médicales.

Une erreur à ne pas commettre aussi, c'est de prendre le phlegmon de Retzius pour une rétention : le mal ne serait pas grand ; le cathétérisme réalisé et l'urine écoulée, le globe abdominal ne s'efface pas ! cela impose le diagnostic.

Nous vous avons dit déjà l'importance primordiale qu'il y avait à ne pas vider d'emblée les grands distendus à artères souvent friables pouvant se rompre et produire de graves hémorragies *a vacuo* : ce n'est donc que les rétentions toutes récentes, peu importantes, que vous êtes autorisé à vider d'un coup en retirant la sonde d'emblée. Ne sondez pas vos malades debout : cela ne vous serait pas toujours aisé. Mais, surtout, cette position favorise la syncope et vous pourriez avoir des ennuis.

Ne prenez pas n'importe quelle huile versée dans une soucoupe plus ou moins propre; n'employez que de l'huile dûment bouillie au bain-marie et n'ayant pas subi de transvasements. Refusez également l'hypocrite vaseline, toujours blanche, même si très impure, et qui bouche les yeux de la sonde.

Pour vaincre une rétention d'urine, n'employez pas ce moyen absurde qui consiste à gorger le malade de liquides diurétiques pour forcer l'obstacle : ils ne peuvent qu'augmenter l'asystolie vésicale et les douleurs éprouvées.

Ne vous laissez pas aller à croire à des mictions spontanées, si le malade émet un peu d'urine par regorgement : sa vessie reste distendue, c'est une fausse incontinence, elle ne se traite que par la sonde. Chez les hématuriques, n'ayez pas le réflexe thérapeutique d'ordonner des coagulants pour arrêter l'hémorragie; vous ne feriez que l'augmenter par la production de nouveaux caillots.

Enfin, bien petit détail, mais si facile à observer : évitez de promener vos instruments bien lubrifiés à travers la pièce, par-dessus meubles, tapis et couvertures. On peut sonder un malade sans ruiner son mobilier.

Ce qu'on peut faire. — Quand l'installation le permet, vous pouvez avec avantage faire prendre au malade un grand bain chaud; parfois il pourra y uriner spontanément, et en tout cas le cathétérisme y gagnera presque toujours en facilité et parfois en asepsie. Mais, pendant le bain, préparez tout pour faire le cathétérisme sans tarder plus, en cas d'échec. Quand le cathétérisme est terminé, vous pourrez formuler des antiseptiques internes. Les plus recommandables me paraissent être l'urotropine et son dérivé, l'helmithol. Vous pouvez laisser boire le malade, s'il vous paraît un peu déprimé; administrez-lui des boissons chaudes, du thé au rhum par exemple. S'il y a des lavages vésicaux à faire, si vous ne pouvez revenir assez fréquemment et si quelqu'un de l'entourage vous paraît assez apte à les faire, vous pouvez lui en confier quelques-uns, mais qu'il prenne garde à ne pas déplacer la sonde ! Chez les rétrécis, vous pouvez enfin, quand rien ne passe, essayer le cathétérisme appuyé, qui réussit parfois : passez une sonde jusqu'au rétrécissement, et là, quand elle est arrêtée, parfois par simple pression, elle provoque la miction par un mécanisme réflexe. N'y comptez pas trop ! Au lieu de fixer les fils de la sonde à demeure à la touffe de poils du pubis, vous pouvez les coller à la paroi abdominale avec un nuage de coton et du collodion.

Ce qu'on doit faire. — Assurez-vous, avant de vous armer de la sonde, de la cause de la rétention ; vous avez vu que toutes ne se traitent pas par le cathétérisme. N'oubliez jamais le toucher rectal. Que tout cela indispose le malade contre vous, c'est entendu ; et surtout l'exploration par l'explorateur à boule, car il veut être sondé sur-le-champ.

On n'a pas dit pour rien que les malades étaient tous des enfants.

Sachez donc, par une douce obstination, arriver à vos fins. Dans vos échecs, gardez toujours votre sang-froid ; qu'un peu de sang ne vous effraye pas dans vos explorations et vos cathétérismes.

Cela arrive aux plus habiles ! Ne dites pas au malade, d'ailleurs : « Je vais vous sonder », mais « Je vais essayer de vous sonder » ; vos échecs seront moins humiliants s'ils sont entrevus comme possibles, et votre triomphe plus grand alors, si vous réussissez.

N'oubliez pas que la rétention n'est qu'un symptôme et prévenez qu'il va falloir s'occuper de la maladie causale. Avant de partir, voyez aussi l'état général : langue, pouls, poumons, fonctions digestives. Dites à l'entourage vos réserves sur le pronostic qui peut être parfois très rapidement fort grave, surtout chez les vieux prostatiques, car, si on ne meurt guère de sa vessie, on meurt bien par ses reins, et ils ont souffert souvent beaucoup dans ces cas-là.

Résultats. — Avec les diverses méthodes que nous vous avons exposées, vous arriverez donc toujours à évacuer une rétention. Vous ne devez pas non plus causer de désordres graves, et vous sauverez tous les malades chez lesquels les fonctions rénales ne seront pas trop gravement compromises.

IV. — THÉRAPEUTIQUE DES RÉTRÉCISSEMENTS GONOCOCCIQUES DE L'URÈTRE

Axiome. — La dilatation méthodique faite à temps et longtemps continuée constitue le vrai traitement des rétrécissements.

Ce qu'il faut faire. — C'est parfois sans songer d'une façon particulière au rétrécissement que le diagnostic se fait au cours d'un interrogatoire du canal par l'explorateur à boule. Le plus souvent alors, il s'agit de rétrécissements dits improprement larges, mais qui seraient mieux appelés peu serrés.

Souvent l'attention est déjà mise en éveil de ce côté-là par des signes fonctionnels:

Troubles dans l'éjaculation, modifications du jet, — les malades y insistent souvent avec grand luxe de détails et il n'y a guère cependant que la diminution de portée qui ait de l'importance, — mictions fréquentes parfois douloureuses et s'accompagnant de l'émission d'urines troubles.

Vous connaissez déjà la rétention aiguë ; il y a aussi des rétentions incomplètes chroniques, de l'incontinence qui est FAUSSE et due à ce fait que le rétrécissement remplace le col vésical dilaté et forme écluse ; il s'ensuit une dilatation rétro-stricturale, et plus tard l'urètre ne constitue plus qu'un tuyau à niveau : il y a incontinence nocturne. Plus souvent, au début, tout se borne à la perte dans le pantalon de quelque peu d'urine après la miction ; l'urètre rigide, sans élasticité, ne revient plus sur lui-même pour évacuer les dernières gouttes. Parfois c'est sous des masques trompeurs qu'il faudra savoir déceler le rétrécissement ; ce malade jaune, pâle, secoué de frissons, fébricitant, qui a de la dysphagie buccale et des troubles digestifs, guérira vite si vous soignez son urètre.

Objectivement, voici ce que vous trouvez : un urètre souvent dur au palper par places ou dans toute son étendue ; vous savez passer l'explorateur à boule, faites-le : commencez par un 18 ou un 24, par exemple ; vous descendez en sautant trois ou quatre numéros de la filière chaque fois, si des obstacles vous y obligent. Vous avez un arrêt parfois dès le début de l'urètre, arrêt que franchit un numéro inférieur qui n'avance plus à son tour. Parfois, plus bas, vous arrivez à trouver une boule qui franchit tous les gradins échelonnés du méat à la région prostatique, et c'est au retour surtout que vous éprouvez le ressaut, grâce au talon de votre instrument qui accroche l'obstacle. Vous voyez aussi la longueur de la stricture, car la boule est serrée dans tout le rétrécissement, et entre deux obstacles vous étudiez aussi la souplesse du canal.

Une cause d'erreur : le spasme. Vous avez appris déjà à le reconnaître par le toucher périnéal de la boule déplacée simultanément par l'autre main ; de plus, l'urètre est libre jusque-là et sera maté par un gros béniqué, par exemple, qui passe mieux qu'un petit instrument (ce n'est pas toujours exact). Franchi ou infranchi par vos boules exploratrices (dans ce cas, vous essayez les fines bougies), vous avez établi : il y a rétrécissement.

Divisons nos éventualités en trois groupes :

a. ***Le rétrécissement n'admet qu'une filiforme.*** — Si possible, laissez-la quelques heures ou une journée à demeure. Demain, vous passerez, immédiatement après sa sortie, beaucoup plus gros. Chaque jour vous mettrez plus fort et vous serez souvent vite au n° 6, qui nous amène au cas suivant.

b. ***Rétrécissement admettant une bougie n° 6.*** — Le système de la bougie à demeure comme précédemment peut encore être très bon et précieux pour les urètres difficiles et au début. Mais vous êtes, dans ce cas, autorisé à essayer d'emblée la dilatation méthodique. N'oubliez jamais que la dilatation agit dynamiquement, non mécaniquement, par contact, par massage; qu'elle doit se doser comme la digitale, par doses ni trop massives ni trop accumulées : vous vous éviterez de cruels mécomptes.

Trois principes dans toute dilatation. — 1° Un jour de repos au moins entre chaque séance;

2° Passer trois numéros chaque fois ;

3° En gagner un seul à chaque séance; donc, recommencer la dilatation un numéro *au-dessous* du dernier numéro passé la séance précédente. Chacun de vos instruments doit rester dans l'urètre une à deux minutes; quand vous êtes arrivé au n° 16 environ, vous vous comportez comme dans le cas suivant.

c. ***Rétrécissement admettant une bougie n° 16.*** — Essayez alors les merveilleux instruments du Dr Béniqué. Ils sont gradués par sixième de millimètre et non plus, comme les instruments de gomme et de caoutchouc, au tiers. Donc il y a moins d'écart d'un numéro à l'autre ; de plus, ils ne peuvent ni s'aplatir, ni se déformer au niveau des rétrécissements, puisque construits en cuivre nickelé, ce qui les rend en outre pratiquement inusables et aisément désinfectables. Comme conséquence encore, pour correspondre au calibre d'une bougie vous devez évidemment prendre son double en numéro, soit le béniqué 32 pour la bougie n° 16. Pour les introduire, comptez quatre temps et soyez toujours plus conduit que conducteur.

Premier temps. — Chirurgien à droite, verge toujours bien prise par la main gauche, mise parallèlement au pli de l'aine. L'instrument lui est présenté dans la même direction et il est poussé ainsi tout droit à fond, tandis que la main gauche attire sur lui la verge et l'en gante pour ainsi dire : vous êtes au bulbe.

Deuxième temps. — La verge est ramenée sur la ligne médiane, parallèlement à l'abdomen. En relevant légère-

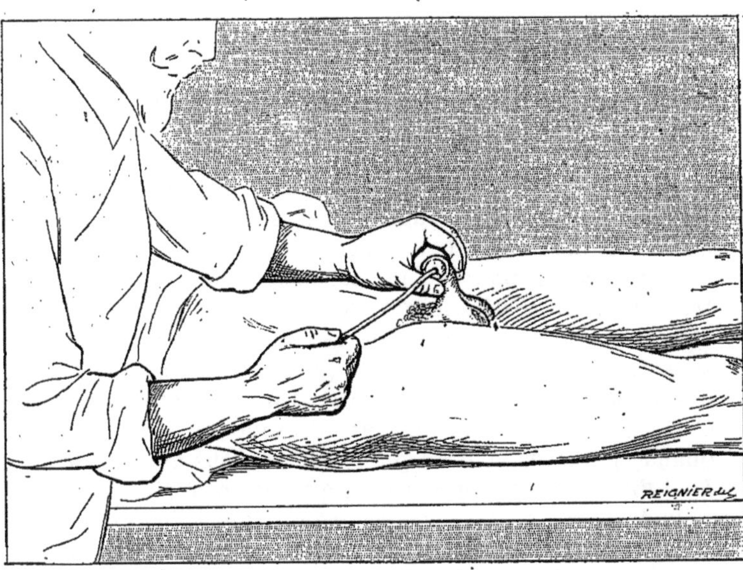

Fig. 8. — Premier temps du passage du béniqué.

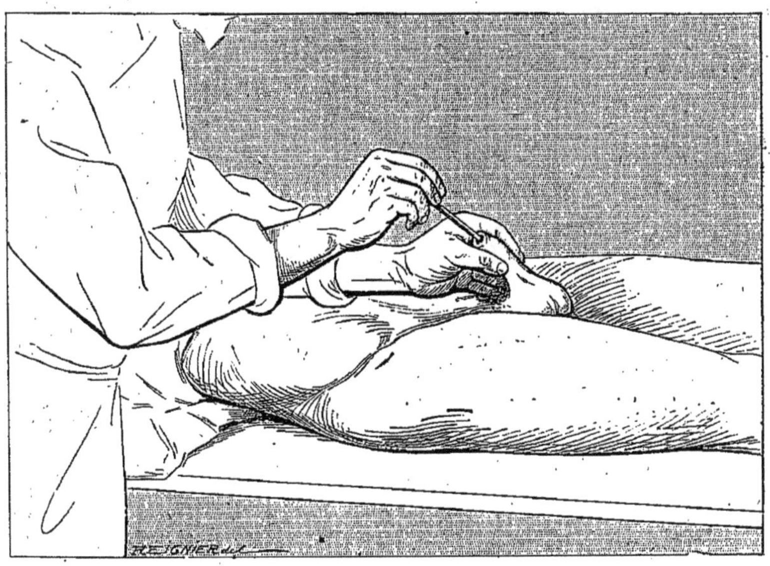

Fig. 9. — Deuxième temps du passage du béniqué.

ment la verge de la main gauche sans presser sur le manche de l'instrument, vous pouvez le sentir entrer dans la portion membraneuse : c'est le *troisième temps*, dit de bascule et d'engagement, qui se fait seul quand la verge, à peine soutenue de la main, s'abaisse sous le poids de l'instrument. Cet abaissement, en s'achevant, constitue le *quatrième temps*, dit d'abaissement, pendant lequel l'instrument vient mettre le nez dans la vessie. Les troisième et quatrième temps doivent se faire automatiquement sans pression, ni abaissement, par le seul poids du béniqué à peine soutenu de la main droite. Une fois de plus, c'est la main gauche qui fait presque tout. *En somme*, quand, parallèlement au pli de l'aine, vous avez engagé à fond l'instrument, il n'y a plus qu'à faire décrire à l'extrémité de la verge qui vous regarde le quart de cercle qui la ramène sur la ligne médiane, la redresser doucement, verge au plafond, et la laisser retomber entre les cuisses, en la soutenant. Il peut se faire que le béniqué tourne, ne puisse s'abaisser par obstacle ou par spasme : retirez légèrement et recommencez au deuxième temps. Pour l'enlever, vous le retirez en ramenant la verge sur la paroi abdominale, puis en la mettant parallèle à l'arcade crurale ; dès qu'il est dégagé, son poids seul peut l'entraîner au dehors : vous refaites, en somme, à l'envers le chemin parcouru à l'aller.

Vous devez pousser, pour bien faire le traitement, jusqu'au béniqué 50. Dans les bons cas, vous pouvez dépasser et arriver au 60 ; mais, d'autre part, vous trouverez des urètres qu'on ne peut dilater au-dessus du 44 ou 45 : vous pouvez vous en contenter.

Une dilatation bien faite jusqu'au 45 vaut mieux pour le malade qu'un passage difficultueux, malaisé, acrobatique, d'un béniqué 50. La dilatation n'est pas une course aux numéros. Cependant, si l'obstacle est au méat, vous pouvez le supprimer facilement, en l'incisant comme nous vous l'avons appris ; c'est bien moins douloureux que d'y passer de force un béniqué trop serré.

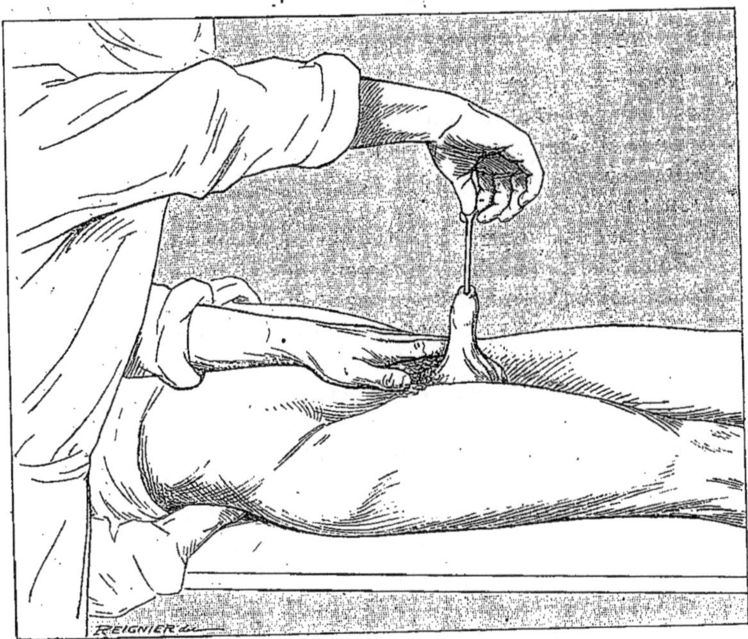

Fig. 10. — Troisième temps du passage du béniqué.

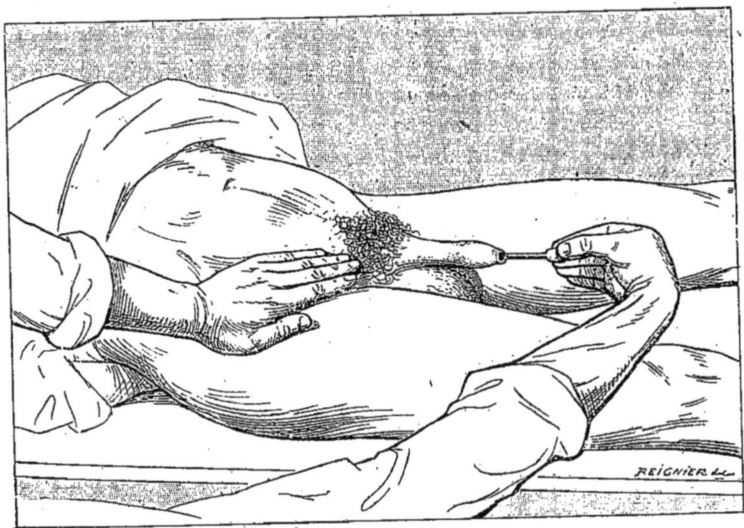

Fig. 11. — Quatrième temps du passage du béniqué.

Ne vous entêtez pas toujours à passer coûte que coûte vos instruments suivant la formule que nous vous avons donnée et à gagner votre numéro par séance ; il faut savoir céder : ce peut n'être qu'un caprice passager du rétrécissement; parfois il vous faudra reculer d'un numéro au lieu de gagner et ajourner la dilatation à la semaine suivante.

Pour aussi pénibles que soient ces reculs au moral du malade et à votre amour-propre, sachez vous y soumettre sans vives luttes qui seraient toujours néfastes à l'urètre.

Si, d'ailleurs, la dilatation s'entêtait à ne pas avancer, si elle s'accompagnait d'hémorragies profuses, d'accès de fièvre violents avec frissons, si l'état général du malade était mauvais, il faut déposer quelques jours vos dilatateurs et pratiquer l'urétrotomie interne sans tarder.

Ce qu'il ne faut pas faire. — Pas de dilatateur dans l'urètre s'il y a une blennorragie aiguë, une orchite ou un abcès de la prostate, une infiltration d'urine ou même un de ces abcès urineux que vous sentez au périnée en relevant les bourses, dures comme une tumeur. Pas de béniqué, au-dessous du numéro 30 ; ce sont de véritables aiguilles qui embrocheraient aisément la muqueuse ; les moins dangereux sont les plus gros.

Pas de dilatations forcées. Ne pénétrez jamais de vive lutte dans la vessie : si vous êtes triomphant ainsi aujourd'hui, vous le serez moins à la séance suivante. Pas de dilatations massives dans lesquelles on passe des séries entières d'instruments : c'est pénible toujours, dangereux parfois, nuisible dans tous les cas.

Il n'y a pas de méthode spéciale de dilatation pour les gens pressés. Ne laissez jamais croire à un malade qu'il est guéri après vos dilatations, quel que soit le numéro atteint : il n'a fait qu'une cure.

Au cours de l'introduction du béniqué, n'employez — comme dans tout cathétérisme — aucune manœuvre de force, mais surtout n'appuyez jamais sur le manche pour abaisser en pesant dessus.

L'instrument devient ainsi un terrible levier ; l'urètre

serait écrasé entre son bec et la symphyse pubienne. Ce serait douloureux, très dangereux; vous vous exposeriez à faire de grands dégâts... et vous ne passeriez pas; votre dépit seul pourrait y gagner.

Ce qu'on peut faire. — Nous avons toujours admis jusqu'ici que le rétrécissement était toujours perméable aux instruments. Peut-être en rencontrerez-vous que vous ne pourrez cependant franchir. Ce sera bien rare. Dans ces cas, ils relèvent de l'intervention chirurgicale et, pour permettre de l'attendre, vous pouvez évacuer les urines par ponction de la vessie.

Dans les cas où le béniqué passe mal à la région périnéale, vous êtes autorisé — sans violence — à le relever vers la paroi supérieure et le propulser légèrement avec les doigts, votre main droite appliquée au périnée, tandis que la gauche soutient le manche de l'instrument. Chez les malades pusillanimes que votre douceur n'anesthésie pas assez, vous pouvez, après bonne désinfection du canal, injecter dans l'urètre, à l'aide d'une seringue de Luer, 3 à 4 centimètres cubes de solution de novocaïne à 1/50 que vous faites garder dans l'urètre cinq minutes, le méat fermé. Faites-les le plus rarement possible! Vos malades se trouveront souvent décongestionnés par un bain tiède, les nerveux auront moins de spasmes : ils peuvent donc en prendre un avec avantage avant la dilatation.

Nous vous avons dit en principe; poussez la dilatation avec les bougies jusqu'au numéro 16, puis, dès lors, passez au béniqué. Or, chez certains malades, les béniqués, à calibre égal, passent moins bien que les bougies; vous pourrez, dans ce cas, pousser aux bougies, jusqu'au numéro 18 ou 20, ou plus même. Dans ce cas, il y aurait peut-être avantage à prendre des bougies garnies de grenailles de plomb à l'intérieur, ce qui les empêche de se laisser déformer par les rétrécissements. Parfois vous vous trouverez bien, avant de passer les premiers béniqués, de glisser dans l'urètre une bougie d'un calibre inférieur, 12 ou 15 par exemple, que vous laissez en place deux à trois minutes. Si, malgré tout, le passage du béniqué est trop difcile, vous pouvez très bien faire le cathétérisme à la suite; voici comment : vous introduisez comme guide dans l'urètre une bougie-béniqué, c'est-à-dire armée à son extrémité externe d'une tige portant un pas de vis qui s'adapte à celui creusé à l'extrémité vésicale de vos béniqués. Vissez-y votre béniqué ; assurez-vous que le vissage se fait à fond, qu'il n'est pas foiré ; essayez, pour cela, le vissage étant fait, d'enlever le béniqué (il sautera si le vissage n'est pas bien fait) ; assurez-vous encore que la bougie ne menace pas de se rompre au-dessous de son armature métallique; quand vous en serez *deux fois sûr*, commencez l'introduction de votre béniqué dont le bec doit être, au moment du vissage, presque au contact du méat (1 centimètre). Faites alors comme s'il n'y avait pas de conducteur.

Cette bougie complaisante montre le chemin à l'instrument qui la pousse ; elle s'efface devant lui et se replie dans la vessie sans que le malade l'y sente ; vous retirez le béniqué jusqu'à ce que la bougie se montre au méat ; dévissez alors et revissez le numéro suivant sans la retirer; vous ne la sortirez qu'avec le troisième béniqué ; la bougie ne s'introduit donc qu'une fois pour trois.

Cette méthode est très séduisante pour les débutants ; elle facilite le passage des instruments, évite les fausses routes. Cependant, apprenez à vous en passer. Il peut en effet se produire des ennuis : rupture de la bougie, nœud par entortillement si on fait des mouvements de va-et-vient surtout; pas de vis qui lâche, d'où corps étranger à retirer dans la vessie exceptionnellement (lithotriteur à mors plat ou cystoscope à vision directe : il faut un spécialiste), ou de l'urètre plus souvent : votre pince de Collin y suffira, et ce sera facile.

Si cela vous arrive, gardez tout votre calme; cela arrive aussi aux plus adroits, bien qu'un peu d'attention eût pu l'éviter; c'est un accident instrumental, somme toute, qui n'entache pas votre responsabilité professionnelle. Sans hâte et avec des mains non fébriles, vous pouvez retirer aisément la bougie de l'urètre où elle est le plus souvent. Si elle est dans la vessie et que vous ne puissiez vous charger vous-même de son extraction, vous pouvez rassurer le malade, lui affirmer qu'on la lui enlèvera les jours suivants (sans trop tarder : elle s'incrusterait), mais qu'il n'y a pas extrême urgence et qu'il ne peut se produire rien de grave, à condition de s'en occuper. Votre seule faute serait de cacher la vérité au malade : il y a droit. Une hémorragie urétrale, véritable épistaxis, accompagne assez souvent cet accident et vos manœuvres d'extractions ; le plus souvent ce n'est qu'une pluie d'orage, mais, si elle est importante, il peut être prudent, surtout chez les infectés, ici comme dans tous les cas d'hémorragie urétrale, de mettre vingt-quatre heures une sonde à demeure : c'est un hémostatique (ou même faire de la compression sur la sonde) et elle empêche les accidents infectieux et toxiques. La sonde à demeure, c'est le pansement des plaies urétrales.

Nous vous avons déjà dit que, dans les séances où le cathétérisme paraissait trop difficile, que l'instrument demandait trop de force pour cheminer, qu'il était, une fois en place, comme soudé au canal et dur à déraciner, il valait mieux ne pas insister : vous pouvez parfois reculer d'un numéro, cela vous permettra de mieux sauter. En jouant au plus entêté avec l'urètre, c'est le chirurgien qui a toujours tort. Dans ces canaux durs, inextensibles, en bois, qui, malgré toutes les dilatations, se referment en quelques jours, vous pouvez suivre le très judicieux avis de Cathelin (1) : contentez-vous d'une dilatation peu élevée ; une bougie 16 bien passée donne de meilleurs résultats qu'une plus forte passée de force. De plus, que le malade s'introduise lui-même tous les huit à quinze jours une bougie, une seule, et qu'il la laisse en place une heure au moins, ou même la garde une nuit par semaine comme compagne de son

(1) Cathelin, *Conférences cliniques et thérapeutiques de pratique urinaire*, 2e *édition*, p. 525.

urètre. Cela vaut mieux souvent que les manœuvres les plus complexes.

Certains malades vous demanderont de se dilater eux-mêmes, et vous pourrez leur confier souvent la dilatation par les bougies : vous leur apprendrez le *modus agendi* assez analogue à celui que nous vous exposerons pour les prostatiques qui se sondent eux-mêmes. Ils peuvent ainsi maintenir leur canal par des dilatations régulières et être au moins vos auxiliaires.

Ce qu'on doit faire. — Pendant les séances de dilatation, il est bon de faire prendre quelques antiseptiques intérieurs à vos malades : urotropine ou helmithol de préférence.

Si les urines sont troubles, dès que la *sonde 15 peut passer, profitez-en pour faire un lavage de la vessie* ou une instillation. Le soir du cathétérisme, le massage a congestionné davantage le rétrécissement, et souvent le malade urine moins bien; parfois il a de la rétention plus ou moins passagère. Elle cède à un bain chaud. Bien exceptionnellement, vous devez sonder ou mettre la filiforme à demeure. Le lendemain seulement, le malade urine mieux et se sent « dégagé ». Conseillez-lui d'éviter le coït le soir de la dilatation.

Nous vous avons dit que, même conduite jusqu'aux plus forts numéros, ce qui dure quelques semaines, une dilatation n'assure pas la guérison. Rappelez à votre malade la phrase de Guiard : « Si le malade ne revient pas chez son médecin, c'est le rétrécissement qui revient chez le malade ». Donc, en le quittant, prenez un prochain rendez-vous. Pour ne pas s'exposer à recommencer la dilatation à des numéros trop faibles et à refaire d'interminables séances, voici comment, schématiquement, on peut procéder :

Le malade étant amené au 50 béniqué, vous prenez rendez-vous dans un mois ; vous essayez de recommencer au numéro 40 et sautez deux ou trois numéros, si c'est facile, à la première séance. Vous revenez à votre 50 en trois ou quatre séances. Ajournement à deux mois. Même *modus agendi*.

Si tout va bien, espacez les séances tous les trois mois, tous les six mois, tous les ans, même, dans les bons cas. Quand, au bout d'un an de repos, l'explorateur à boule passe dans un canal souple et sans ressaut, on peut parler de guérison, — c'est rare, — et des vérifications sont toujours nécessaires. En somme, vous faites l'étude des réactions du canal, et vous arrivez à voir quel est le temps maximum qu'il peut passer sans soins.

Résultats. — Grâce à ces méthodes, vous pouvez, comme le conseille Janet, faire de très rares urétrotomies internes. Vous aurez de très rares guérisons définitives des rétrécissements ; mais vous pouvez assurer à vos malades qu'en s'astreignant à vos traitements périodiques, ils n'auront ni ennuis, ni risques. Grâce à ces méthodes, vous remettrez sur pied des gens dont l'état général était déplorable, vous guérirez les dyspepsies les plus rebelles, vous opérerez parfois de vraies résurrections. Enfin, faisant d'une pierre deux coups, en soignant des rétrécissements vous guérirez souvent de vieilles gouttes rebelles, — et cela, il y aura bientôt cent ans que Béniqué le savait.

V. — THÉRAPEUTIQUE DES RÉTENTIONS CHRONIQUES CHEZ LES PROSTATIQUES

Axiome. — Pour les refusés et les « abstentionnistes » (Cathelin) de la prostatectomie qui lève l'obstacle, l'indication, c'est la sonde qui le contourne.

Ce qu'il faut faire. — Nous n'avons à nous occuper que de ce qu'il faut faire en dehors de l'opération qui guérit, mais dont nous n'avons pas à parler ici.

Ceci ne s'adresse donc qu'aux malades qui ne veulent pas entendre parler d'intervention, ou que leurs tares physiologiques et le fonctionnement insuffisant de leurs organes rendent inopérables.

Voyons d'abord comment se présentent à vous les prostatiques.

Il s'agit d'un malade d'un certain âge, au moins au-dessus de cinquante ans le plus souvent.

Ses mictions sont troublées.

D'abord dans leur fréquence.

Elles se répètent trop souvent, mais cette fréquence excessive a un caractère spécial ; elle est élective. C'est surtout aux heures du sommeil ou à celles de la toilette du matin (1) qu'elle se produit. Souvent elles sont difficiles : simple bégaiement ou même refus complet d'obéissance. Le malade ne peut émettre une goutte d'urine ; cet état est permanent, se produit par intermittences en exigeant le cathétérisme, ou n'est que passager pendant quelques

(1) Uteau, L'heure en pathologie urinaire (*Toulouse médical*, 15 juillet 1911).

minutes, quelques quarts d'heure au maximum. Parfois des mictions involontaires se produisent, le malade urine quelques gouttes sans le sentir, il se mouille ; cependant il est en rétention et même en rétention grave : il urine par regorgement.

Dans certains cas, le malade peut souffrir à la fin de ses mictions. Enfin les urines ont des aspects très variables : limpides, troubles à des degrés très divers, parfois déposant très fortement au fond du vase, exhalant une odeur putride. Elles peuvent aussi être plus ou moins hémorragiques. Le malade vous parle parfois aussi d'érections qui lui viennent le matin au lit : elles ne résistent pas à la miction et sont dues à la congestion pelvienne causée par la réplétion vésicale; elles sont des « envies de pot de chambre ». Il vous sera donné de temps en temps de voir venir à vous des prostatiques qu'il faudra deviner sous le masque dyspeptique : mastication et insalivation surtout difficiles ; troubles digestifs; facies terreux, cachectique presque, comme chez des cancéreux ; « ces dyspepsies se guérissent en soignant la vessie » (Guyon).

Le toucher rectal vous indique la saillie prostatique dans le rectum : elle peut parfois n'être pas très considérable ; l'élément déformation prime l'hypertrophie ; de plus, la saillie peut être surtout du côté de la face urétro-vésicale de la prostate. Mais en combinant le toucher par le doigt rectal au palper abdominal pratiqué par l'autre main après une miction du malade — s'il urine — vous pouvez apprécier, par le globe vésical interposé, le degré de la rétention, cela chez les gens ni obèses. ni à muscles contracturés.

Vous serez obligé plus souvent — et cela sera plus précis — de sonder votre malade après qu'il vient d'uriner.

L'explorateur à boule introduit toujours le premier vous décèle une traversée prostatique plus longue que d'habitude et plus irrégulière. La sonde béquille 18 ou 20 qui lui succède vous le confirme dans bien des cas ; pour qu'elle soit au point d'écoulement, il peut être nécessaire de l'enfoncer beaucoup; son pavillon est alors voisin du méat.

Distinguez trois cas d'après ces examens :

La sonde ne ramène pas d'urine ou une faible quantité; elle en ramène une quantité importante; elle ramène la totalité si le malade ne peut avoir de mictions en dehors du cathétérisme.

D'où, plus simplement :

Le malade *vide*, *vide incomplètement*, *ne vide pas*. Dans ces deux derniers cas, le résidu est clair et infecté.

Premier cas. — Le malade vide ou a une rétention de quelques grammes (inférieure à 50 grammes). — Il en est à la période des troubles dynamiques et n'a pas encore de troubles mécaniques appréciables.

Il ne faut pas encore lui conseiller l'usage de la sonde. Demandez-lui de se soumettre à des examens périodiques pour vérifier l'importance de son résidu et indiquez-lui les prescriptions suivantes :

Aliments défendus. — Mets épicés, pikles, moutarde, charcuterie, salaisons, viandes de conserve, viandes faisandées, gibier, poissons de mer, à chair grasse surtout, mollusques et crustacés ; fromages fermentés; asperges ; thé, café, alcool sous toutes ses formes. Le vin coupé d'eau reste permis aux repas.

Aliments permis. — Au repas de midi, les viandes rouges et blanches sont tolérées. Les faire accompagner de légumes le plus possible.

Les alimentations végétarienne et fruitarienne doivent former la base des repas ; à recommander aussi les pâtes alimentaires et les laitages. Le repas du soir doit être peu abondant et ne pas comporter de viande.

Hygiène générale. — Eviter tout ce qui congestionne les organes pelviens ou expose à se retenir trop longtemps d'uriner : automobile, chemin de fer, équitation, longues stations assises sur des sièges moelleux ou des sièges métalliques, grasse matinée dans des lits trop mous, présence à de longues cérémonies : enterrement, mariage, etc.

Pas d'écart de régime : ni noces, ni banquets, ni festins; sobriété dans le coït : vie du sage et du sobre. Ne pas passer sa soirée constamment assis avant de se coucher, mais marcher parfois de long en large. Le billard est un bon jeu du soir pour les prostatiques.

Eviter encore le froid aux pieds et aux reins et la constipation. Chaque jour, faire de l'exercice, faire de l'hydrothérapie prudente et des frictions sèches ou alcooliques au gant de crin, en insistant surtout sur les cuisses et la région lombaire.

Deuxième cas. — La rétention est supérieure à 50 grammes, mais le malade conserve des mictions spontanées, c'est le type de rétention incomplète. — Il faut vider cette vessie, c'est la meilleure façon de mettre son muscle au repos et de lutter contre l'asystolie vésicale, conséquence de son inertie. Ne soyez donc pas avare de cathétérismes : ils drainent, décongestionnent, protègent les reins. Ils seront d'autant plus fréquents que le résidu est plus important. Au minimum, un le soir et l'autre le matin. Mais les cas seront bien rares où vous pourrez les pratiquer vous-même. Il faudra donc apprendre au malade à se sonder et surtout instruire son entourage qui peut lui fournir des aides précieux. Malheur ici à l'isolé, au célibataire... Une femme intelligente et dévouée peut être le salut d'un prostatique. Pas de ces sondes sortant de boîtes sales, roulant même parfois dans les poches et graissées d'un lubrifiant où pullulent tous les germes.

Pour chaque cathétérisme, il faut faire bouillir deux ou trois petits tampons de coton dans un peu d'eau ordinaire ou antiseptisée. Ils seront destinés à la toilette de la verge du malade. Désinfectez-la-lui vous-même devant l'entourage : une démonstration vaut mieux que toutes vos ordonnances. Comme lubrifiant, faites prendre de l'huile ordinaire que l'on fera fréquemment bouillir au bain-marie.

De préférence, donnez au malade la sonde de Nélaton, inoffensive et supportant bien l'ébullition. Si elle ne passe pas, donnez-lui une béquille en gomme et soie. Il pourra la stériliser en la jetant dans l'eau bouillante quelques instants, sans la plier, ni l'incurver; mais elle s'abîme vite; il faut qu'il en change souvent pour éviter des ennuis. Tout cela ne dispense pas du nettoyage post-opératoire de l'instrument après le cathétérisme, dont l'importance est capitale. Dès que la sonde a servi, qu'il la savonne largement, qu'il y injecte, avec une poire ou une seringue quelconque, de l'eau savonneuse. Le lusoforme est parfait pour ce nettoyage et prépare merveilleusement l'antisepsie.

Donc, mains et verge nettoyées, méat surtout, huile bouillie, sonde aseptique. N'oubliez pas la dernière recommandation : peu pousser de la main droite, mais tirer fortement de la main gauche, enfin retirer la sonde en bouchant son pavillon avec le pouce.

Troisième cas. — Le malade ne vide pas. C'est la rétention complète chronique, parfois masquée par quelques phénomènes d'incontinence (miction par regorgement). On ne saurait discuter ici le cathétérisme. Il n'y a pas moyen de faire autrement. Faites-en deux à trois par vingt-quatre heures au moins.

A toutes les périodes de la maladie, vous pouvez voir éclore l'infection; elle peut devenir très dangereuse, et parfois très rapidement : apprenez à la combattre. Pour cela, prenez d'abord la capacité de la vessie; voici comment : Introduisez une sonde et, l'urine évacuée, prenez votre seringue vésicale, garnissez-la d'eau bouillie tiède sans y ajouter d'antiseptique irritant et poussez doucement le piston. Sa résistance vous permet de prévoir que le malade va accuser le besoin d'uriner. Dès qu'il l'accuse de façon certaine, et pour cela il doit respirer sans effort, ne pas se contracter dès que vous prenez la seringue, arrêtez et lisez sur la seringue la quantité en grammes que vous avez injectée. Parfois il peut falloir plusieurs seringues, deux à trois : parfois quelques grammes peuvent suffire. Le traitement va varier d'après les chiffres obtenus.

a. **Vessie de capacité supérieure à 80 grammes.** — Faites des lavages vésicaux. Ici, employez toujours la seringue; le bock lave l'urètre, mais pas la vessie : il peut la remplir, mais remplir n'est pas laver. La seringue à piston docile en est seule capable. Employez une solution tiède ; envoyez toujours sur vos doigts les premières gouttes : vous vous éviterez les désagréments de brûler ou de geler votre malade. Envoyez la solution par petits paquets, jamais plus de 50 grammes à la fois. Si la vessie est très sensible, — et cela se manifeste surtout à l'évacuation des dernières gouttes, — évitez cette douleur au malade, ne laissez jamais vider tout à fait avant de faire l'envoi suivant et n'injectez que quelques grammes avec douceur.

Qu'employer comme liquide?

Si vous faites surtout du lavage détersif, vous pouvez employer du sérum physiologique, de l'eau boriquée ; plus souvent vous voulez désinfecter par la même occasion : usez de solutions très pâles de permanganate ou de protargol. S'il faut être énergique, employez le nitrate d'argent au 1/100 ou 1/500; c'est le mercure des urinaires.

Les solutions isotoniques sont mieux supportées ici, comme dans l'urètre. Le collargol au 1/100 ou à beaucoup plus forte dose est très bien toléré. On peut avec avantage ne pas évacuer en entier, mais retirer la sonde en en laissant quelques grammes dans la vessie.

b. **Si la capacité est inférieure à 60 grammes**, ou si vous voulez avoir une action plus énergique, vous emploierez des solutions beaucoup plus concentrées, mais alors à très petite dose, et c'est le principe des instillations. Procédez-y ainsi; un instillateur en gomme et une seringue de Lüer en verre vous suffisent. Votre instillateur est introduit;

aussitôt après évacuation complète de la vessie, vous le retirez légèrement au ras du col : son contact doit vous arrêter; injectez 1 à 3 centimètres cubes de la solution avec votre seringue intimement appliquée dans le pavillon de l'instillateur par la main gauche, puis retirez le tout ensemble.

Employez nitrate, protargol, collargol au 1/100 ou même à doses plus élevées, surtout le protargol et le collargol, qu'on emploie sans inconvénient au 1/30.

Ces méthodes s'emploient deux ou trois fois par semaine. Les lavages peuvent même être beaucoup plus fréquents, et cela n'a que des avantages; vous arrêtez ainsi beaucoup d'infections et sauvez de gros dangers beaucoup de prostatiques. Mais vous pouvez être appelé trop tard ou chez des malades obstinés à mal se sonder, et rien ne l'est plus qu'un prostatique, dont les fonctions intellectuelles parfois sont affaiblies, comme l'a bien montré mon maître Legueu. L'infection est grave : fièvre ou non, mais malade secoué de frissons, pouls rapide, toux et râles qui crient la congestion aux bases des poumons, dysphagie buccale, urines malodorantes déposant abondamment et très troubles. Il n'y a qu'une ressource, et c'est de l'urgence : la sonde à demeure bien placée et bien entretenue. N'attendez pas d'ailleurs un tableau si sombre pour vous servir de cette merveilleuse méthode... A la moindre menace, sachez en user. La vessie est infectée, c'est un abcès, il faut le vider ; quel meilleur drain trouver pour cela que la sonde à demeure? De même si l'urètre a été labouré de fausses routes, que sa muqueuse saigne, toute prête d'ailleurs ainsi à l'absorption de l'urine qu'une miction pourrait y envoyer sous pression. Le meilleur pansement protecteur à y appliquer, c'est encore la sonde à demeure; vingt-quatre à quarante-huit heures d'application suffisent.

Surveillez un petit détail dans ces cas-là : il arrive que le siège du malade soit plus bas que l'urinal; la vessie pourrait, par la sonde, siphonner dans l'appareil. Donc, premier point : ayez un urinal propre au cas où l'accident se produirait; qu'on le lave deux ou trois fois par jour avec des solutions antiseptiques énergiques; faites-y jeter, chaque fois qu'on le vide, une poignée de paillettes d'acide borique qui aseptiseront les urines. Surtout, faites élever le siège du malade par des draps pliés sous lui; faites glisser sous le matelas une planchette pour empêcher sa dépression.

Ce qu'il ne faut pas faire. — Les urines purulentes sont de ce fait albumineuses : l'analyse chimique du pharmacien indique donc la présence d'albumine, et c'est le réflexe lacté chez beaucoup de médecins. Erreur grossière : l'albumine du pus est bien loin souvent de relever du régime du lait. Ici donc, gardez-vous de le prescrire, sauf dans les cas d'infection sérieuse.

N'oubliez pas que toutes les rétentions des vieux ne sont pas d'origine prostatique : il y a des vieux rétrécis et des jeunes prostatiques. Ne laissez pas évoluer sans vous en douter une affection médullaire qui a parfois comme premier symptôme la rétention : cela se voit assez fréquemment, dans le tabes par exemple. Que le regorgement ne vous en impose pas pour une incontinence; ces incontinences se guérissent par la sonde. De même la trop grande fréquence des mictions est due non pas à ce que le malade urine trop, comme dans la cystite, mais à ce qu'il ne vide pas assez. C'est facile à concevoir : admettons qu'un sujet éprouve le besoin d'uriner lorsqu'il a 300 grammes d'urine accumulée dans sa vessie; admettons encore qu'il fabrique 75 grammes à l'heure; il lui faudra quatre heures après une évacuation complète pour sentir le besoin d'uriner à nouveau. Mais s'il vide mal, s'il a par exemple un résidu de 150 grammes, dès que 150 grammes d'urine nouvelle seront arrivés dans la vessie, il en aura en réalité 300 grammes encore, et la miction s'imposera. Mais il faudra ainsi moitié moins de temps : il n'attendra plus quatre heures, mais deux heures seulement. La fréquence, on le voit, n'a pas besoin de phénomènes inflammatoires pour se produire.

Nous vous avons déjà dit de ne pas faire des lavages dans les vessies à petite capacité : vous les réduiriez encore. N'abusez pas des diurétiques qui fatigueraient trop la musculature vésicale, trop souvent déficiente, en lui imposant un surcroît de travail. Pour les mêmes raisons, ne soyez pas avares de cathétérismes qui la mettent au repos, sauf chez les malades qui ont des petites rétentions de quelques grammes et qu'il vaut mieux ne pas exposer aux risques de l'infection pour des résidus si peu importants. Qu'un malade soit en rétention complète ou incomplète, s'il a de la distension vésicale par un résidu important, ne le videz jamais d'un seul coup: vous auriez la satisfaction de retirer beaucoup d'urine, mais la stagnation remonte jusqu'aux reins. Il y a de la congestion pelvienne, souvent de l'artériosclérose; évacuez sans vider, comme nous vous l'avons expliqué pour la rétention aiguë. Si vous videz d'un seul coup, hémorragies, syncopes mortelles, voilà ce qui peut arriver.

Ce qu'on peut faire. — Quand la sonde coule, voyez si le jet se produit encore en la mettant dans la verticale, au plafond. Si la gerbe d'urine cascade au-dessus du pavillon, c'est un bon signe : la musculature est bonne derrière l'obstacle prostatique; si, pour obtenir l'écoulement, vous devez humblement abaisser le pavillon entre les cuisses du malade pour siphonner mécaniquement la vessie, c'est que la contractilité est endormie, sinon perdue.

Chez les malades qui ont une bonne capacité vésicale et des urines troubles, vous pouvez donner discrètement quelques diurétiques : tisane d'uva ursi à jeun, par exemple; Si les reins sont bons, ajoutez-y même une cuillerée à soupe de sirop de térébenthine ou de tolu.

Pour éviter la répétition des cathétérismes et bien désinfecter la vessie, le malade peut mettre la sonde le soir, la conserver la nuit ; il dort ainsi sans inquiétude et, le matin, il n'a qu'à la retirer pour être sondé.

Vous pouvez ordonner des suppositoires résolutifs, surtout chez les malades sujets aux poussées congestives :

Beurre de cacao	3 grammes
Onguent napolitain	0gr,25

Contre les douleurs, s'il y en a, 3 à 4 centigrammes d'extrait de belladone sont à ajouter.

Formulez sans grand espoir de la strychnine, de l'ergotine pour tonifier le muscle vésical. Conseillez de prendre des lavements évacuateurs suivis de *petits* lavements d'eau TRÈS CHAUDE (45 à 50°) à conserver comme bain de la prostate : cela est bon surtout pour les prostates molles, congestives. Ajoutez-y, si vous le voulez, des applications chaudes au périnée. Maniez enfin avec prudence les indications thermales.

Des stations comme La Preste ou Capvern sont susceptibles de vous rendre des services pour désinfecter vos vieux urinaires.

Ce qu'on doit faire. — Méfiez-vous des séjours prolongés au lit! Surveillez les poumons. Regardez la langue à chaque visite, et inquiétez-vous des fonctions digestives. Touchez la prostate de temps en temps : un abcès peut s'y installer de façon insidieuse. Segond disait justement : « Elle doit se surveiller comme le cœur des rhumatisants ». N'oubliez pas que vos infectés font facilement des calculs phosphatiques; la douleur sous le gland, exagérée par les mouvements et les secousses diverses, la fréquence plus grande de la miction, le jour surtout, l'apparition du sang dans les urines, tout cela doit vous y faire songer. N'oubliez pas enfin le rôle d'adjuvant précieux que jouent les antiseptiques internes dont vous pouvez sans inconvénient ordonner des cures fréquentes et répétées; les meilleurs sont : l'uraseptine, l'urotropine.

Résultats. — « La sonde comme suprême salut est compatible — et la longue pratique de mon maître Guyon est là pour le prouver — avec une vie régulière, sans assaut grave, mais avec des précautions infinies, et qui permet même de dépasser les limites ordinaires de l'existence » (Cathelin).

VI. — THÉRAPEUTIQUE DE LA PYURIE

Axiome. — La pyurie non expliquée exige sans retard de l'être. Endoscopie, rayons X, examens bactériologiques s'imposent.

C'est affaire de spécialiste.

Ce qu'il faut faire. — Les urines du malade sont troubles : cela ne suffit pas pour établir qu'il y a pyurie. Mais vous pouvez y arriver facilement. Ce n'est que bien exceptionnellement, en effet, qu'il faudra songer à des urines graisseuses ou à de la bactériurie. En pratique, il n'y a que deux diagnostics à faire : avec les urines uratiques et les urines phosphaturiques.

Chauffez-les dans un tube à essai : elles s'éclaircissent, c'est le premier cas ; sinon ajoutez-y quelques gouttes d'acide acétique — du vinaigre suffit très bien — et la limpidité devient parfaite ; c'est le deuxième.

Mais le trouble a persisté ou augmenté : concluez à la présence du pus. Il y a des causes de cette pyurie que vous pouvez nettement établir et qu'il vous faut soigner vous-même : l'urétrite, la prostatite chronique, les rétrécissements de l'urètre, l'hypertrophie de la prostate chez les refusés ou les abstentionnistes. Nous vous avons déjà montré tous les traitements pour ces affections. Nous devons ajouter à cette liste la cystite blennorragique que vous guérirez bien rapidement à son début par des lavages vésicaux si la capacité vésicale dépasse 80 grammes, et des instillations si elle est inférieure à ce chiffre. N'oubliez pas, en tout cas, que la vessie ne doit jamais, dans vos traitements, être mise en tension.

Toutes les fois que la pyurie ne relève pas d'une de ces causes, elle exige des explorations qu'il faut faire et que vous ne pouvez faire. De plus, là comme partout, le pus appelle souvent le bistouri. Il faut l'intervention du spécialiste.

Ce qu'il ne faut pas faire. — Dès qu'on voit du pus dans les urines, il ne faut pas dire; il y a cystite; il faut, pour qu'il y ait cystite, la fameuse triade : fréquence, douleurs, urines troubles. De plus, dire cystite et s'en contenter comme diagnostic, c'est incomplet et c'est très dangereux. La cystite n'est le plus souvent qu'un symptôme; elle veut dire : cancer de la vessie, calcul, corps étranger, tuberculose rénale surtout...

Elle se traite donc par la lithotritie, la taille, la néphrectomie, etc. C'est donc dire qu'elle n'est souvent qu'un masque derrière lequel évolue insidieusement une affection grave qu'il importe de dépister vite, si l'on veut pouvoir la guérir. Ne vous entêtez donc pas à traiter comme cystite des affections qui ne sont pas de votre domaine et qui seraient souvent au-dessus de toute ressource opératoire quand elles se révéleraient à vos yeux. Considérez qu'en dehors des infections vésicales dues à quelques cathétérismes ou lavages incorrects et celles, assez rares d'ailleurs, de la blennorrhagie, il n'existe pas de cystite simple; prise dans ce sens, la cystite est une rareté.

Autre faute à ne pas faire : le malade vous exhibe souvent son long dossier d'analyses pharmaceutiques. Il sait bien ce qu'il a : c'est l'albumine!!

N'allez pas le soigner comme tel et condamner peut-être un tuberculeux, qui a besoin de suralimentation, au lait et à l'inanition. N'oubliez jamais de faire pisser le malade dans votre verre : vous verrez que ses urines ne sont pas limpides, que vous ne réussissez pas à les éclaircir; elles sont albumineuses, c'est vrai, mais c'est de l'albumine du pus, c'est de l'albumine essentiellement chirurgicale.

Tâchez de ne pas prendre pour un malade urinaire celui

dont une collection purulente voisine s'est ouverte dans la vessie. C'est une appendicite, une salpingite, un abcès froid qui s'y sont fistulisés; les symptômes de l'affection causale vous y feront songer : souvent le spécialiste seul pourra, par voie endoscopique, l'établir.

Une erreur plus simple à ne pas commettre est la suivante :

Chez des femmes qui ont des pertes et qui n'ont pas fait de toilette vaginale récente, l'urine peut les balayer et s'en charger au passage : cela suffit pour qu'elle soit purulente et albumineuse.

Donc, toilette de rigueur ; s'il y a doute, prenez l'urine à la source par la sonde. Enfin, n'oubliez pas que, dans la cystite suspecte de tuberculose, il ne faut faire ni lavages, ni instillations au nitrate d'argent.

Ce qu'on peut faire. — Si le malade ne peut aller de suite se soumettre aux explorations nécessaires chez les pyuriques et qu'il n'y ait pas d'accidents qui indiquent l'urgence extrême, vous pourrez utiliser cette attente. Les explorations urinaires se font beaucoup par voie urétrale ; préparez donc le chemin : c'est un temps précieux gagné. Passez des béniqués. Si le malade n'est pas rétréci, vous pouvez ici sans inconvénient sauter deux à huit numéros par séance. Commencez vers le 44 si votre explorateur à boule 24 a passé, et acheminez-vous rapidement vers le 60.

Lorsque la saison n'est pas trop chaude et que l'envoi peut être rapide, vous pourrez, après entente avec le bactériologiste, lui expédier vous-même des urines. Mieux vaut d'ailleurs toujours, beaucoup mieux, que le malade puisse les uriner lui-même au laboratoire. Vous les recueillerez *aseptiquement* dans un flacon bouilli, et vous devez n'avoir pas usé chez votre malade d'antiseptiques internes ou externes depuis quarante-huit heures. La moindre adjonction d'antiseptiques peut en effet faire échouer l'inoculation au cobaye qui est indispensable au diagnostic, l'examen bactériologique direct au microscope étant trop souvent négatif, même dans les tuberculoses urinaires très avancées : il ne peut avoir de valeur que s'il est nettement positif. Si la cystite est intense, calmez-la par des instillations appropriées (jamais de nitrate si vous soupçonnez la tuberculose) ; vous atténuez un peu l'infection vésicale, les urines seront moins troubles, la capacité plus hospitalière ; cela facilitera beaucoup les manœuvres ultérieures d'exploration que souvent, malgré l'impatience du malade, le spécialiste ne peut ni ne doit faire à la première entrevue, qu'il s'agisse d'endoscopie ou d'exploration métallique chez un malade calculeux.

Vous pourrez avec avantage prescrire, contre les phénomènes douloureux, le repos, quelques bains tièdes, des suppositoires belladonnés.

Soyez assez sobre de calmants ; mais parfois, vous pourrez user de pantopon, surtout dans les cas inguérissables.

Vous conseillerez une alimentation peu excitante et défendrez les fatigues, les voyages et tout ce qui, d'ailleurs, peut augmenter ou favoriser la congestion pelvienne.

Enfin certains opérés auront encore besoin de vous, et c'est ainsi que vous pourrez être appelé, chez des néphrectomisés pour tuberculose, à faire des instillations contre les lésions persistantes de la vessie.

Ce qu'on doit faire. — Ce que vous devez faire, c'est soigner les *retournés* de chez les spécialistes : cystite des tumeurs inopérables de la vessie, cystite de la tuberculose rénale dans les cas où l'on ne peut faire la néphrectomie, ou lorsqu'elle persiste longtemps après l'intervention.

Vous aurez, là encore, pas mal d'instillations diverses à faire, pas mal de sondes à demeure à placer. L'huile goménolée vous sera d'un précieux secours pour instiller dans la tuberculose vésicale.

Résultats. — Vous pourrez guérir ainsi pas mal de pyuriques vous-même ; vous pourrez en faire guérir beaucoup par la chirurgie, en les faisant opérer tôt, parce que vous n'aurez pas perdu un temps précieux à parler de vagues cystites, d'albumine, et que vous aurez considéré d'emblée la pyurie comme un phénomène sérieux à traiter sans retard. Enfin vous apporterez un peu de soulagement et de réconfort jusqu'à leur dernière heure aux inopérables et aux non-guéris de la chirurgie.

VII. — LES INSTRUMENTS

Axiome. — La simplification instrumentale en chirurgie est toujours un progrès.

Ce qu'il faut faire. — Achetez :

Un bock en tôle émaillée de 2 litres.

Un tuyau de caoutchouc rouge de 2 mètres de long.

Quatre à cinq explorateurs à boule de Guyon en gomme et soie (nos 24, 18, 15, 12, 9).

Trois à quatre bougies à filiformes (gomme et soie).

Des bougies à queue de souris (gomme et soie à partir du no 6 jusqu'au 16 ou 17).

Quatre à cinq sondes béquilles en gomme et soie à large entonnoir pour recevoir l'embout de la seringue, à grande lumière interne, bien lisses dehors et dedans. Elles doivent avoir deux yeux, dont le pourtour est tissé à la main. Le cul-de-sac inférieur faisant suite au dernier œil est comblé par du tissu.

Ainsi ce ne sont pas des éponges qui s'infiltrent d'urine dès le premier cathétérisme et qui ont des réservoirs à saletés.

On peut prendre des angles de béquille différents. Le plus usité fait 35°. Comme numéros, un 20, deux 18 et un 15 ou 14.

Deux instillateurs (gomme et soie, nos 16 et 12, par exemple).

Deux sondes de Nélaton (sondes du malade par excellence) nos 18 et 15 à large pavillon.

Des béniqués du no 32 au no 60.

Un mandrin courbe de Guyon.

Une seringue à piston doux, hermétique.

Le praticien pourra la prendre tout en métal argenté ; elle a des défauts : on ne voit pas ce qui s'y passe ; dans une aspiration surtout, on ne peut que lire simplement sur la tige graduée du piston ; mais elle ne casse pas, elle est facile à désinfecter rapidement, on la trouve toujours prête à fonctionner.

Une seringue de Lüer de 3 à 4 centimètres cubes.

Un trocart de moyen calibre.

Ce qu'il ne faut pas faire. — N'achetez pas :

Les vieilles sondes en argent pour hommes ;

Les sondes droites à bout olivaire, sondes dangereuses, créatrices de fausses routes, ni les sondes droites cylindriques qui passent mal ;

Les béniqués en étain qui se déforment ;

Les petites sondes à petit pavillon garnies de cachets de cire, toutes celles qui ne correspondent pas d'ailleurs à la description donnée ;

Tous les instruments en baleine, véritables sagaies !

Ce qu'on peut faire. — Vous pouvez acheter de préférence des instruments en gomme ayant des numéros ineffaçables et bien apparents, comme ceux qui sont gravés au pavillon sur une bague métallique. Vous pouvez surtout l'exiger pour les sondes béquilles, ou au moins demander qu'il y ait sur le pavillon un index bien apparent qui vous repère sur la situation du pavillon quand il est caché dans l'urètre. Un pavillon taillé en bec de flûte peut rendre à ce point de vue les mêmes services.

Vous pouvez avoir une ou deux bougies conductrices se vissant exactement à vos béniqués pour cathétérisme à la suite ; deux tubes avec bouchon se garnissant de trioxyméthylène granulé, bons appareils pour conserver stériles vos sondes et vos appareils en gomme.

Vous pouvez avoir en outre une filière métallique et un fosset en verre ou en métal.

Ce qu'on doit faire. — Vous devez avoir des doigtiers ou des gants de caoutchouc pour les touchers.

Un bouilleur à instruments (une poissonnière fait l'affaire, pourvu qu'elle soit assez longue pour loger vos sondes sans qu'elles s'infléchissent).

Un tube ou une boîte longue, spécialement réservé à vos sondes sales.

Manière dont on doit désinfecter cet arsenal. — Tout ce qui est construit exclusivement en métal se désinfecte très aisément par l'ébullition ou le flambage. Les sondes en caoutchouc aussi doivent bouillir.

Pour les instruments en gomme, c'est plus ennuyeux. Ce qui les abîme le moins, c'est la stérilisation par les vapeurs de formol. Mais les bons appareils qui stérilisent à chaud après asséchement des sondes sont chers, compliqués ; vous ne pouvez les avoir.

Procédez ainsi : sitôt après vous être servi de vos appareils, nettoyez-les soigneusement dans une abondante mousse de savon ; nettoyez aussi bien l'intérieur que l'extérieur de ceux qui sont creux : vous vérifiez du même coup s'ils ne sont pas bouchés (cela peut vous éviter bien des ennuis pour un cathétérisme ultérieur ou une instillation).

Pour nettoyer l'intérieur, vous pouvez y injecter votre solution savonneuse avec n'importe quelle poire à lavement ou seringue en verre à deux sous.

La propreté, c'est le premier degré de l'asepsie, et ces nettoyages facilitent singulièrement sa réalisation.

De plus, par cette toilette précoce, vous empêchez les germes de pénétrer plus profondément dans les tissus des instruments et de s'y développer en cultures plus virulentes.

Le lusoforme constitue une excellente solution savonneuse, très commode à cet effet, et commence déjà très bien la désinfection.

Rincez à l'eau claire vos instruments ; faites-les bien sécher, si possible pavillon en bas : ils s'égouttent mieux.

Vous pouvez les conserver, une fois bien secs, dans des tubes en verre dont le bouchon est rempli de trioxyméthylène granulé dégageant à froid des vapeurs de formol qui les désinfecteraient en quarante-huit heures.

C'est peu pratique si vous êtes appelé à pratiquer un nouveau cathétérisme à quelques heures du premier, puisque vous ne pouvez plus vous servir des instruments pris dans vos tubes où ceux qui sont depuis trop peu de temps pour être stérilisés les ont contaminés. De plus, toutes les sondes, lorsqu'elles sont un peu serrées, s'y touchent, s'y collent même à la longue et, dans ces points en contact si intime, la désinfection y est peut-être bien relative. De toute façon il faudrait donc avoir beaucoup de sondes et beaucoup de tubes, et cela est une complication coûteuse tant pour le médecin que pour le prostatique appelé à se sonder lui-même. Bien plus simple et bien plus sûr il est de stériliser par l'ébullition, et c'est réalisable partout.

Jetez vos instruments dans l'eau quand elle bout à grosses bulles ; laissez-les-y une à deux minutes et retirez-les : ils s'abîmeront ainsi au minimum.

Ce qui les détériore le plus, c'est de les plier pour les faire bouillir dans un vase insuffisamment long pour les recevoir.

Le seul inconvénient de ce procédé, c'est qu'il altère assez rapidement les instruments en gomme. Cependant, grâce aux procédés modernes de fabrication, ils résistent à plusieurs séances, et, somme toute, le seul inconvénient à reprocher à cette méthode est de faire renouveler un peu plus souvent l'arsenal en gomme. C'est acheter bien bon marché, j'estime, la simplicité, la rapidité de la désinfection et sa sécurité.

Quelle que soit votre technique, d'ailleurs, surveillez attentivement l'état de vos instruments. Dès qu'ils paraissent fatigués, rugueux ou menacent de s'écailler, rejetez-les impitoyablement : être économe ici est un mauvais calcul !

Résultats. — Avec cet arsenal peu compliqué, peu coûteux, facile à manier, vous voyez que vous pouvez rendre de grands services à vos malades et étendre considérablement votre pratique dans le domaine urologique.

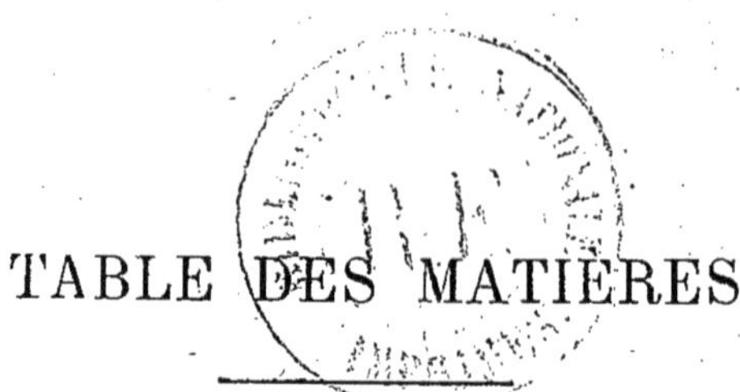

TABLE DES MATIÈRES

9290-14. — Corbeil. Imprimerie Crété.

www.ingramcontent.com/pod-product-compliance
Ingram Content Group UK Ltd.
Pitfield, Milton Keynes, MK11 3LW, UK
UKHW021113260726
13994UKWH00002B/873

9 782329 162782